远离疾病，让生活更美好　名医问答丛书

医学健康科普读物

肿瘤的治疗与康复

主编　潘朝曦

协编　叶海霞

参编　刘中良　邓小龙　李士磊　纪钰津

苏州大学出版社

SOOCHOW UNIVERSITY PRESS

图书在版编目(CIP)数据

肿瘤的治疗与康复/潘朝曦主编．—苏州：苏州大学出版社，2010.6(2011.11 重印)
(名医问答丛书)
ISBN 978-7-81137-510-7

Ⅰ.①肿… Ⅱ.①潘… Ⅲ.①肿瘤—治疗—问答②肿瘤-康复-问答 Ⅳ.①R73-44

中国版本图书馆 CIP 数据核字(2010)第 113517 号

书　　名　肿瘤的治疗与康复
主　　编　潘朝曦
责任编辑　杨　婷
出版发行　苏州大学出版社
　　　　　(苏州市十梓街 1 号　邮编:215006)
经　　销　江苏省新华书店
印　　刷　扬中市印刷有限公司
开　　本　700mm×1000mm　1/16
印　　张　12.25
字　　数　158 千
版　　次　2010 年 6 月第 1 版
　　　　　2011 年 11 月第 3 次印刷
书　　号　ISBN 978-7-81137-510-7
定　　价　24.00 元

苏州大学版图书若有印装错误，本社负责调换
苏州大学出版社营销部　电话:0512-65225020
苏州大学出版社网址　http://www.sudapress.com

序言一

今年是举世瞩目的上海世博年,“城市,让生活更美好”是2010上海世博会的主题。而美好的重要内涵就是“和谐”,天人的和谐,国际的和谐,国家的和谐,社会家庭的和谐,一直是中华民族乃至全人类的共同追求和文化核心。中华文化博大精深,其核心理念可以用一个“和”字来总概。早在东方哲学源头《易经》的卦象与爻辞里就已借泰卦、否卦阐述了万物交感为泰、为吉;万物背离凝固为否、为害的尚和理念。周代史伯及其后的孔子、老子、孟子、荀子等先哲曾提出“和实生物”、“保合太和”、“以和为贵”、“冲气以为和”、“地利不如人和”、“万物各得其和”等论述。这些论述分别从不同角度与层面对“和”的内涵及重要性作了充分的阐述。然而自近代以来,由于对中国古代的哲学研究和重视不力,“和”作为一个文化的重要核心受到冷落。在倡导“和谐社会”与“和谐世界”的今天,重申“和”的重要性,继承“和”的大智慧则显得尤为重要与及时。只有做到社会发展与秩序、精神与物质、生存与环境方面的平衡与和谐,才能重建美好的未来,也只有这样,我们的生活才会真正更加美好。

改革开放以来,我国的社会经济得到了很大的发展,人们的衣食住行也不断得以改善和提高。然而,人们在享受现代物质生活的同时,依然没有摆脱各种病魔的困扰,这是现代人类在享受高度物质文明生活中所显露出的不和谐之音。千百年来,人类为了摆脱疾病的困扰，实现“天人之和”、“身心之和”，一刻也没有停息研究探索，在这个方面也可以说，一部人类的历史也就是一部人类与各种疾病顽强作斗争的历史。

当前，人类生命与健康面临着最具威胁的三大疾病或称“三大杀手”、“三大元凶”，分别是：心脑血管疾病、糖尿病和恶性肿瘤。其发病之众，危害之大，为万病之最。这类疾病高发的原因是多方面的，既有人们生活方式的原因，也有外在物质环境方面的原因。原因尽管是多方面的，但其结果是相同的，这就是由于这些疾病的存在极大地降低了人们的生活质量，威胁着人类的生存。今天，随着人们对物质生活质量要求的不断提高，对健康养生的关注也就超过了以往任何一个时期，怎样生活得更美好、更健康，已经成为了社会关注的热点。

正是在这样的大背景下，秉承传播医学知识，普及健康的理念，苏州大学出版社策划组织编写了“远离疾病，让生活更美好”名医问答丛书。这是一套健康科普读物，其实用性、指导性均强。阅读书稿时我发现，该丛书编写的出发点是通过对全民健康知识的普及，以期提高人们的生活质量，让生活更加和谐、更加美好。这无论是从推行我们民族的核心文化理念，还是从健康世博来说都是一件实事和大好事。健康即美，美必健康；和谐即美，美必和谐，这也就是2010年上海世博会的精神与主旨。

值得一提的是，担任此套图书主编的是我国著名的中医学家潘朝曦教授。潘朝曦教授先后毕业于南京中医药大学和上海中医药大学研究生院，师从当代中医泰斗张伯臾教授，尽得心传，学养宽博深厚，以擅治各种疑难重危病症且疗效显著而闻名海内外。潘朝曦现任上海中医药大学教授、上海名医特诊部特邀专家、上海中医药大学研究生院导师等职，近40年丰富的临床经验和深厚的科研积淀，为这套丛书的成功编写提供了保障与前提。潘朝曦教授早已医名广被，临床与教学工作又特别繁忙，何以能投入大量精力，甚至放弃春节假期来编写此书，这本身就是一种以民族兴旺为己任的学者良知和对人民大爱情怀的体现。这种以民族兴旺和解除人民疾苦为己任的精神，我觉得很值得在广大知识分子中提倡和发扬。

科普读物的编写往往费时费力，需要有四两拨千斤的功力，要做到既能深入浅出，通俗易懂，又要把握好学术上的科学性和准确性，确非易事。潘朝曦教授凭着深厚的中西医学研究的积淀，又有着多年丰富的临床经验积累，加之他流畅活泼的文笔和甘为孺子牛的精神，来从事这套极具实用性的健康科普著作的编写，对于广大读者和国家民族来说，自然是一件幸事。相信本套丛书的编写，定会为人们在健康养生方面提供丰富有益的知识营养和有效的指导，让人们生活得更加美好、更加和谐，故乐为之序。

周汉民

2010年4月18日于上海

（周汉民为全国政协常委、上海市政协副主席、民建中央副主席、民建上海市委主任委员、上海世博会执行委员会副主任）

序言二

大约是2008年始，笔者供职的《康复》杂志在申城启动"社区健康关爱行动"，定期到社区开展公益健康讲座及咨询活动。因纯属公益，只能象征性地给参与的专家支付些许微不足道的酬劳，由是在邀请专家时往往应者寥寥。彼时的潘朝曦教授早已誉满杏林，蜚声海内外，是各大知名医学论坛的座上宾，各地高校的邀约不断，频频于包括中央电视台在内的各大媒体露脸。我刊这一定位相对"草根"的活动，在试探性地邀请他出席时，他却出乎意料地欣然应允，全无名家派头，且从不提报酬。他主持的每场讲座，深入浅出，挥洒自如，往往一席难求，听者甚众。因有了像他这般的名家参与，"社区健康关爱行动"得以顺利开展并渐入佳境。每念及此，我刊同仁均感佩不已。

熟识后，慢慢了解到，潘教授还有多年捐医赠药、集巨资修路等诸多义举，且坚持数十年在普通门诊坐诊，主动放弃主持专家门诊相对优厚的收入，在当前医界恐怕也是空谷足音。

医之大者，药王孙思邈《备急千金要方·大医精诚》如是论述："凡大医治病，必当安神定志，无欲无求，先发大慈恻隐之心，誓愿普救含灵之苦。若有疾厄来求救者，不得问其贵贱贫富，长幼妍媸，怨亲善友，华夷智愚，普同一等，皆如至亲之想。"潘教授以名医之身，眼中无贵贱之分，怀仁爱济世之心，普同一等。在医患纠纷、医疗红包已成寻常事的当下，在普通大众看病难看病贵、优质医疗资源为少数人专享的如今，药王的训条早已被许多医家置诸脑后。医疗界之所以乱象丛生，原因难以一言穷尽，但有一点毋庸置疑："普同一等"的大医之风的缺失，当是许多从医者必须反思的命题。

医德与医术，是成就一名医家所不可或缺的两翼。潘教授除医风为人称道外，其医术同样有口皆碑。潘教授有言："疗效是硬道理。"有媒体报道，每遇疑难杂症，他"犹如运动员挑战极限，他会兴奋"，甚至废寝忘食，阅典苦思，四处求教，其屡起沉疴、起死回生的案例恐怕已是不胜枚举。

大医精诚，精者，精进也。潘教授功成名就而不言退，以耳顺之年，载誉之躯，仍不辞颠遥，在辛劳的坐诊、教学、研究之余，笔耕不辍，著述甚丰。每与潘教授接触，除钦佩其精湛的医术外，还被他的狷而不狂、犀利精到的言辞所折服，兴之所至，往往出口成章。偶尔兴起，即兴挥毫，诗书画均是信手拈来，自成一格，他的书画已为收藏界瞩目。他的诗词曾在《中华诗词》杂志获全国一等奖，现为上海诗词学会理事、中国书法家协会会员、书画家协会一级画师、上海浦东美协会员……医学之外，文史哲、天文、艺术均有涉猎，且总能给人以惊喜。天地盈虚，与时消长，医之为道，非精不能明理，非博不能至约。潘教授能在医术上获得建树，其通才是因，厚积薄发是果，博于学而后精于业。况且源远流长枝繁叶茂的中医学，有人毕其一生都未必能入堂奥，又岂是仅凭课堂上读几本专业书籍就可以不知天高地厚地望闻问切的？我想，这恐怕也是潘教授能在全国医学高校第一个开设《中国古代天文、地学知识》及其他中国传统文化课程和参与主编卫生部"十一五"研究生规划教材《中国传统文化概论》的原因所在吧。在急功近利、充满浮躁之风的学术界，潘教授以其冷静而独到的坚守，维护着中医学的纯净与高贵，传承着中医学问的博大与精深。

一年多前，潘教授赠我新著《洪昭光“健康圣经”大颠覆》一书，该书以医家极其严谨负责的态度，对某些哗众取宠、混水摸鱼的养生理论进行了冷静和严肃的批驳。一年多来，我常置于案头不时翻阅，受到启发很大，获益颇多。孰料，潘教授转眼间又送来厚厚一叠书稿，“远离疾病，让生活更美好”名医问答系列丛书即将付梓，并嘱我作序。惶恐之余，深感欣慰。在互联网上粗略检索一下，有关疾病的发病数据触目惊心。威胁人类健康的三大疾病——心脑血管疾病、糖尿病、肿瘤发病剧增，未来十年在中国和亚洲其他一些国家这三大类疾病将进入发病高峰期。目前，我国单高血压发病人数就达1.6亿；糖尿病发病率全国高达7%~8%。环境、抽烟、嗜酒和食用不健康的食品，加上人口越来越多，预计到2020年，全球每年新发生的癌症病人将达2 000万。拥有13亿人口的中国，全球五分之一的癌症新增病例将出现在这里。北京市每年新增肿瘤病例2万余例，上海市4.8万例，浙江省9万余例，湖北省11万余例……近20年，我国癌症死亡率上升了29.42%，占死亡构成的24%，是中国第一位死因。坚信没有不能治愈的病的潘教授，在病魔疯狂肆虐人类的当下，以授人以鱼不如授人以渔的态度，适时推出的这套丛书，再次以深入浅出而又通俗易懂的笔调，穿插趣味横生的故事，把高深的医学知识通俗化、趣味化。当前，科普书不少，但能把中西医学融会贯通且文笔生动的读物却寥寥无几。医者一人力量有限，但把医学知识教给大众，这力量就变得无限，其功大焉。

撰写本序时，4月的申城感受不到阳春的和煦骀荡，却是乍暖还寒、忽冷忽热的时节，理论上早该来临的阳春并没有如期而至，气候环境愈发地捉摸不定。新闻中，西南数月干旱、北方暴雪成灾、玉树强震、冰岛火山喷发……我们生存的空间渐渐地开始以一种嘲弄与戏虐的姿态给我们以难堪与不安。自然与人类已共病，我们如何应对，如何反思？中医之道，道法自然，而环境对我们的报复与戏弄，这大概正是我们盲目自大、漠视环境、自毁家园、逆大道而行的恶果，鉴于斯也可以说——人类的很多病是自找的。

大医者，愿天下无病；大医者，愿生活更美好、和谐。是为序。

《康复》杂志主编　赵玉平

2010 年 4 月 18 日

前言

我从事医学教育与临床快40年了，在此期间，除了接触学生就是接触了大量的病人，通过与不同阶层病人的接触，对与大众健康有关的社会状况也逐渐有了一些了解。其中有四大现状对我触动最大，常使我忧绪难安。

其一，就是中国人疾病特别多，或曰，中国是人口大国，疾病多是正常的。我认为这种说法未必妥当。因为我曾到过欧亚一些发达和不发达国家做过考查，有的国家人口按土地面积比，比我们还要稠密，但发病人数却没有我们多。中国疾病多的一大特点是传染病多，比如，病毒性肝炎和结核病的发病率很高，据统计中国肝病人口高达1.3亿，平均每10个人中就有一人患肝病，在不算落后的苏北某些市县，患有肝病的人数竟占当地人口数的15%~20%。中国堪称是世界上第一肝病大国。同时，中国还是全球22个结核病高负担国家之一，每年发病人数超过100万，位居全球第二。在各类传染病疫情报告中，肺结核发病和死亡人数居首位，病人主要是青壮年，分布于广大农村地区。在过去5年中，全国共发现并治疗了205万例传染性肺结核病人。除了传染病多以外，就是呼吸系统疾病和消化系统疾病多。患慢性气管炎、消化性溃疡的人在农村和城市都非常普遍。近年随着中国经济的发展，人们生活水准的提高，一些原本在发达国家才多见的一类疾病在中国也迅速地增多起来。例如：心脑血管病一直居西方国家发病的首位，而近年中国这类病的发病率也奇高，已一跃与西方国家发病率接近。据最近统计，中国高血压患者人数已高达1.6亿。冠心病的发病率已高于日本，据国内的某位教授在一个国际研讨会上说，冠心病已经成为中国居民死因构成当中上升最快的疾病，每年死于各种冠心病的人数估计已经超过了100万。我国还是脑血管病死亡率高发地区，据估计全国脑血管病患者约600万人，每年新发生脑血管病130万人、死亡近100万人。除了心脑血管病以外，糖尿病在我国发病也特别高，据最近统计，患糖尿病人数已逾7 000万，上海糖尿病的发病率已高达11.4%。除此以外，患脂肪肝、高血脂、肥胖的人数也均在6 000万以上。由于生活习惯、环境、食品等因素的影响，中国除了上述疾病高发外，癌症发病率也很高。作为国际大都市的上海，除了经济、科技、文化等领域创造了许多第一以外，在疾病方面也无意中揽得了肺癌全球发病率最高，肠癌、乳腺癌发病率全国最高等数项第一。上海如此，全国其他地区发病情况也一样严峻。面对中国疾病如此多发的现状，引发我常思考的一个问题是：我们在经济建设上虽然走上了快速发展的轨道，但国民的健康状况恐怕仍旧不容乐观。

令我忧心的第二大现状是中国人医学知识极为贫乏。这种贫乏不单见于文盲和文化水平比较低的人，还见于知识分子，甚至高级知识分子。由于不了解医学常识，很多人被病魔“盯上”多年却全然不知。还有些疾病更是由于人们不了解医学知识，自己硬揽上身的，或者疾病预防知识缺乏，患病后对病情也一无所知，如把肺癌当做伤风感冒、气管炎；把冠心病当做胃痛；把乳腺癌当做乳腺小叶增生而延误失治者在临床颇为常见。同样由于这一原因，生病以后该找什么科去治，应当选择何种疗法为佳全然不知的人也不在少数。古代的读书人多把医学作为儒门事亲的工具和自我保健的常识来了解，故清代以前文人多通医。医生看病、写脉案、写处方得处处当心，以防被文人找出漏洞。从中国一些古代文学名著如《红楼梦》、《西游记》、《镜花缘》等书中也可看出，这些书的作者虽非医家，而书中开出的脉案、方药都头头是道、符合医理。现在的知识分子不同了，大多不是通才，而仅专一门，或一门也不太专，更由于小学、中学重在引导学生攻克数、理、化和忙于应试，医学卫生方面的知识教育基本缺乏。中医近年虽被一些舆论炒作得比较热，但对于大多数人来说，仍然认为中医治病比较慢，只能用于调理、补身体，全然不知中医是我们祖先几千年赖以防治疾病的一大利器，其不仅能治疗轻病、慢性病，也能治疗重病、急性病和难治病，更是防病养生的一大法宝。好多人由于不了解中医常识，受一些民间误传的影响，来看中医不说病状，手一伸，让医生搭脉去猜，全不知从古至今中医诊病一直是应用望、闻、问、切四大诊察方法，从来没有一部医书要求医生仅靠搭脉去诊病。

其三，令我心中不安的现状是人为造成的医源、药源性疾病多，生病被误诊、误治的也多。国外曾总结中国医学界的特点是“三大”、“三多”。所谓“三大”、“三多”，一是中国医生在全球用抗生素胆子最大、用量最多，二是中国医生用激素胆子最大、用量最多，三是中国医生用化疗药物胆子最大、用量最多。这“三大”、“三多”可谓夺命无数，害人匪浅，但如果民众了解一些医学和药物的常识，就不会全听医生而尽受“三大”、“三多”之害。三害之中第一大害就是滥用抗生素之害。中国抗生素使用量居全球之首，受抗生素之害自然全球第一。据统计，单因为用抗生素失当而导致的聋哑儿童，全国就高达400万人，临床滥用抗生素导致的肝、肾、造血系统损害而致病的更是极为常见。因用抗生素过敏而导致死亡的人数全国不在少数。抗生素、维生素与激素是当前临床三大“王牌”，这类药往往与静脉输液同用，输液排长龙已成为中国医院的一大独特景观，抗生素不宜滥用，输液也不能滥用，也应有选择和适应症。但中国人由于不了解这方面的常识，生病后的第一要求就是让医生给输液。令我非常痛心的是江苏常州一位9岁的小女孩，长得活泼可爱，这小女孩每次会陪她哥哥来我处看病。一次，她哥哥来看病，我说：“你妹妹这次怎么没来？”她哥哥停了一下，哭着说他妹妹死了。我惊讶地问：“怎么回事？”她哥哥说：“因为得了心肌炎，医生让她吊水（输液）。水吊得多，导致心脏负担过重突然死亡。”我说：“这医生真糊涂，心肌炎不宜吊水也不知。”他说：“我们那里不管生什么病医生都给病人吊水。我们村上有一位姓于的老人患心脏病、糖尿病、水肿，医生给吊葡萄糖，也差点‘吊’死。”我听后长叹一声，非常感慨。

抗生素致害，人们还容易觉察。激素滥用致害，不仅病人不知，甚至不少医生也不尽知。临床常用的激素类药有肾上腺皮质激素、性激素、孕激素、甲状腺素等几种。其中使用面广且用量最大的是肾上腺皮质激素，这类药如：地塞米松、强的松、可的松、氢化可的松及含有激素的肤轻松、皮炎平等。肾上腺皮质激素号称能抗炎、抗毒、抗过敏、抗休克。其实大众多不知这类药除了用于抗休克救急和替代疗法以外，其他的“抗”都不是真“抗”，而是“和稀泥”。人体遭受病原微生物感染和某些物质的入侵，体内抵抗力就会与之战斗、奋起抵抗，就如同外敌入侵，国家武装会保家卫国一样。敌我开战自然造成硝烟弥漫、弹痕遍地，甚至会破坏房屋工厂等而殃及民生。同理，人体抵抗力和入侵的微生物等作战，也会出现发烧、恶寒、局部炎症等症状而使人难受。激素的所谓“三抗”不是帮助体内去消灭敌人，而是充当“和事佬”，让抵抗力不抵抗，这样表面上看是休战，炎症消了，人变舒服了，但“敌人”却被保护下来，战火稍歇又卷土重来。所以病人用了激素，病原本易治反而变得久治难愈。更有甚者，这类激素还有严重的副作用，其中最主要的就是导致水钠潴留、向心肥胖、水牛背、满月脸，血压升高诱发胃溃疡、大出血、骨质疏松、股骨头坏死、血糖升高，血小板、白细胞减少，抵抗力由于不断被打压，所以一蹶不振，极易生病。激素中的另一类就是性激素、孕激素。正常人体本来会制造、分泌一定量的性激素、孕激素。使用这类激素后，体内的制造分泌反被抑制叫停了，变得由少而一时增多，继之更少。正因为如此，所以不少女性用了这类药后把身体性腺轴全部打乱，月经不行的年轻女人用了激素制造人工周期虽可一时行经，但离开它就月经更不来，且渐至渺然——绝经、不排卵而导致终身不孕。男人用了雄性激素虽可一时振奋性机能和促进蛋白质的合成，但停药以后，也由于反馈性抑制而变得更糟，而且这类激素用多、用久极易诱发生殖系统癌症。这些都是医学的常识，而我们一些大众又有几人知道呢？我的一位画师朋友，有一个美丽的女儿，她的照片还曾经被一家著名杂志选用做封面。后来因为患了红斑狼疮，医生给她使用了大量肾上腺皮质激素，不仅人变形了，而且股骨因为用激素引起骨质疏松而断裂。虽然这样，要是能把病治好，家人说就是瘫在床上也行。结果，病情没能控制，最终在25岁那年结束了年轻的生命。

癌症用化疗、放疗在中国已是最常规治法，用量之大前文已述。其实凡了解医学常识的人，皆知道化疗药是目前临床上中西药物中毒性最大的药，癌症中真正适宜化疗的病种仅恶性淋巴瘤、急性淋巴白血病、小细胞肺癌等数种，大多数癌症医书上均讲明对化疗不敏感。此外，化疗对于老人、体弱和有一些并发其他疾病者是更不适宜的，用之不当反能催命。而临床上很多病人由于不了解这方面知识，往往在大剂量化疗中不知不觉、心甘情愿、前赴后继地奔向死亡。中医在治疗癌症方面，不仅历史悠久、方法独到丰富，而且副作用也很少。中医的这一优势，在国外一些国家和地区受到相当的重视，并投入大量资金去研究。而在国内，却常被看做是西医手术、放化疗治疗无效后无奈的选择。记得临床上，有一个家庭，第一个人生了癌症选择放化疗死了，第二个人生癌还是去用放化疗又去世了，等到第三个人生癌才听海外友人劝说改用中医治疗，结果好了。这时这个家庭才如梦初醒，知道中国还有如此神奇的医术。不过这种觉醒，是他家用两条生命换来的，代价可谓太大了。

其四，令我不安和感慨的是中国人太看轻生命。“生命诚可贵”、“生命只属于人一次而已”，这是人们常说的两句话。可是生活中真正重视生命，懂得关爱的人却很少。当代中国人追求什么呢？过去讲人当追求真理，而理想的大厦一旦坍塌，人心又被世风所左右，权、名、利就成了很多人的第一追求。抬头望星空的人变得少了起来。看当前有人费尽心机，有人奔波劳碌直至身体不支、大病临头仍不愿放弃的大概就是这一所谓追求。因为改革开放、经济搞活，目前在中国富了的人多了起来，有了钱干什么？当然是买房子、买车子、买奢侈品，大吃海喝，进歌舞厅……唯一不愿做的就是投资健康，甚至花些小钱去投资健康都不愿意。富人如此，穷人有了钱首先是填饱肚子，然后再忙盖房子，为子女存钱办婚事。小病拖着，大病忍着，实在不行买点药胡乱对付，真的病得厉害才去医院。唐代名医孙思邈曾说：“人命之重，有贵千金。”而现实生活中真正看重生命的人在人群中又有多少呢？

上述国情现状，常使我忧心忡忡，魂梦难安。身为操仁术以济世的一位医者，面对上述的四种现状，应当怎么办？经过一番思索，我觉得尽我一己之力能做的就是尽量去逆转时风并倾力去普及中西医学知识，使人们早日走出迷雾，走向光明。心有所思、贵人来助，去年苏州大学出版社高敏社长带领该社主任、编辑一行来舍组稿。他们要组的稿子，正好是我想做的有关传播新的健康理念及普及医学知识方面的选题，他们先是希望普及癌症方面的防治知识，我建议是否可以再拓宽到目前威胁人类健康和生命的三大类疾病，这三大类疾病就是心脑血管病、糖尿病、肿瘤。他们同意我的建议，并商妥用问答的形式，内容涵盖每一类疾病的病因、诊断、防治、护理康复诸方面，从多个角度力求把这些知识讲准、讲透。考虑到目前的中西医学现状及大众的文化状况，决定采用以西医知识为主体去列题讲述。由于本书是面向普通大众的，所以为了把深奥难懂的医学知识浅显、大众化，除了表述时力求浅显、通俗、趣味外，还用说故事的方法，围绕医学知识编写了与其相关的小故事多则贯穿其中，除此之外，还配上了相应的插图以期形象、生动。

编写此书时，正欣逢举世瞩目的世博会即将在上海召开。上海世博会执委会副主任、上海市政协副主席周汉民先生既是我的友人，又是我最为尊敬的一位富于朝气和活力的领导。他得知此事后，大为鼓励，并曾多次电话询问编写进展情况。他认为这件事是实现健康世博的一件实事和大事。承蒙他在百忙之中为本书赐序推荐，这不仅使本书增色添辉，也为我国医学科普和世博科普平添一大助力，对此，我谨致以由衷的敬意和感谢。本书还得到上海教育报刊总社《康复》杂志社赵玉平主编赐序，得到苏州大学出版社高敏社长的具体指导和多方支持鼎助，对各位朋友的隆情高谊和厚爱、帮助，我谨致谢忱。为本书付出辛勤劳动的还有上海和江苏的一些医学专家和同道，我的研究生侯建媛、纪钰津、李士磊、王雷、刘中良、韩璐、温岩等为本书的编写做了不少繁杂的工作，韩洪刚和叶海霞、潘宇鸣等人还放弃春节休息为本书收集资料、撰稿，对此我也一并致谢。

本书由于册多，文字量大，在力求浅显、通俗、趣味方面又做了不少尝试，限于我的水平，疏误之处定所难免，祈海内外同道、贤达不吝赐教。

我的同窗好友南京中医药大学党委书记黄成惠曾发来一篇类似格言的短信说："当你修炼到足以克服一时不快，看重自身的责任而不是权力，关切他人的不幸而专注于拯救和安慰时，你就站在了精神的最高处。"我愿以这一格言作为我的终生勉励，让我向着人生精神的最高处不断攀登，让健康、祥和、富饶、欢乐早日降临整个人间。

潘朝曦于上海中医药大学

时 2010 年 4 月 8 日

目录

癌症治疗常识

心理治疗

肿瘤的康复

癌症治疗常识

肿瘤可以治愈吗?

癌症是当前威胁人类健康的主要疾病之一,很多人都会“谈癌色变”。值得庆幸的是,随着科学技术的发展,人们对癌症的认识已经日益深入,如今癌症已成为一种可防可治的疾病。在人们身边的亲朋好友中已不乏治愈的癌症患者。世界卫生组织在 20 世纪 80 年代已明确提出防癌的“3 个 1/3 战略”,即 1/3 的癌症可以预防;1/3 的癌症可通过现有的诊治手段,早期发现而彻底治愈;另外 1/3 则可以合理运用当今的医疗方法提高疗效,减轻痛苦,延长生存期。事实也正朝着这个方向发展。

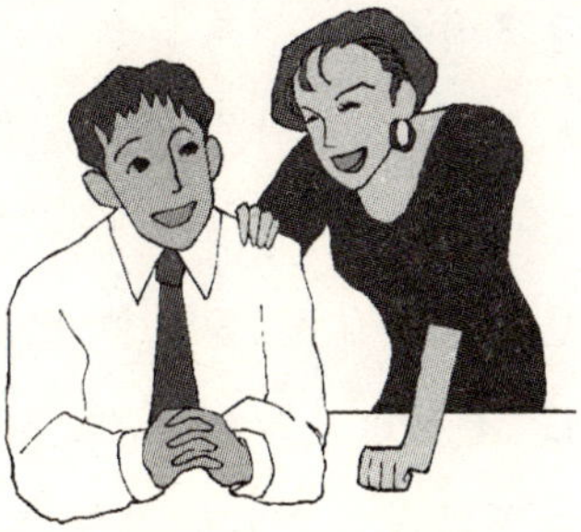

泰然处之　开心生活

(引自胡春宏:《别害怕癌症》,湖南科学技术出版社 2005 年第 1 版。)

为什么说癌症可治，而且可以治好？

近几年，世界卫生组织（WHO）等国际权威机构纷纷改弦易辙，把原来作为“不治之症”的癌症，重新定义为可以治疗、控制甚至治愈的“慢性病”。对于普通人而言，未来也许会有越来越多的癌症就像糖尿病一样，仅仅是一种再普通不过的慢性病而已。只要加强预防，及早发现、及早治疗，再加上越“瞄”越准的新药，癌症并没有那么可怕。

故事链接

信心是战胜癌症的第一法宝

今年71岁的刘克私是退休教师，8年前经一家医院检查，患有肝细胞癌、门脉性肝硬化、乙肝大三阳。了解医学常识的人都知道，不要说他患了3种病，就是患上其中一种也够他受的了，因为这3种病都被医学界公认为疑难病，特别是肝癌更被称为“癌症之王”。刘克私的一大爱好是喜欢读书，通过读书他了解了不少医学常识，同时也知道了得这三种病对自己意味着什么，因此他十分悲观。一次他从书上了解到原来癌细胞生成后，不会永远是癌细胞，癌细胞是可以发生逆转而演变成正常细胞的，如果可以用药物对癌细胞进行诱导分化使其转为正常的细胞，那么不仅可以延长生命，甚至有治愈的可能。他还了解到，乙肝大三阳、肝硬化只要找到好的中药也是可以治愈或延长生命的。这时，恰好有位朋友告诉他，说自己的一个亲戚也是得了肝癌，通过治疗现在已活了十年多。说者无意，听者有心，刘克私立即找到这位朋友的亲戚，核实情况，事情果真如此。于是他更加相信书上所言。2002年4月，刘克私在医生的指导下开始服用4种新药。在连服4个月后，其肝功能各项指数均有所好转。可是高昂的药费令刘克私不得不停药半年多。结果,肝瘤出现反弹,刘克私不得已再度就医。在医生的治疗和刘克私的积极配合下,3个月后,其肝功能又恢复正常,肝癌也得到控制。后来,由于忙着操办儿子的婚事,刘克私没有注意休息,加之服药有间断,肝癌再度出现反弹。后来他开始注重休息并加用中药治疗,到现在情况一直很好,肝癌未见扩散,肝炎也好了,肝硬化也得到了控制。到今年刘克私患癌症已活了8个年头,不少病人纷纷来取经,问他靠什么去征服癌症。刘克私说靠的主要是战胜疾病的信心。他说:"我开始得癌症时认为这下完了,癌症治不好了。没想到后来从一本书上了解了癌症的有关知识,后来又看到别的癌症病人被治好,我就坚信我的癌症能够被治好。当然其中重要的一点是还要做到按医生指导认真治疗和定期检查。饮食上以清淡为主,多吃点蔬菜、豆类制品。适当锻炼,保持心态乐观。信心是我刘克私能活到今天的一大法宝。"

乳腺癌能痊愈吗?

一般来说,早期乳腺癌癌肿较小,未发生扩散转移,其最为有效的治疗手段为手术切除。保乳手术是早期乳腺癌手术治疗的一种重要方式,保乳术后进行常规放射治疗,效果较好,经手术切除后的乳腺癌患者5年生存率达60%以上。手术后,主张行一段时间的术后治疗,如放、化疗,中医药治疗,可以防止复发,加快身体机能恢复。

白血病能治愈吗?

目前能够治愈白血病的方法是通过骨髓移植,但一般不会彻底治愈,因为大部分的发病原因都是染色体结构或数量发生变异,就算异型基因骨髓移植成功，也要服用抑制排斥反应的大量药物，抑制自身免疫系统对异型基因的排斥。对于年过50岁的病人是不提倡骨髓移植的，危险性太大。目前白血病可以通过服用药物达到缓解目的，另外还可以采用自体干细胞移植，对于高危患者可提高生存率。

肿瘤治疗有神药吗？

目前，有些媒体宣传说某种药品是“治癌神药”、“癌症克星”，能够治愈癌症。很多癌症病人或家属都不惜花费重金将这些“神药”买回家，期望患者能够摆脱病魔的困扰。这种渴望健康的心理可以理解。但是，在目前科技水平上，尚没有某种药品、某一治疗手段能够治愈中晚期肿瘤，任何吹嘘为“治癌神药”、“癌症克星”的药品和治疗手段都是夸大宣传，肿瘤患者不要病急乱投医。

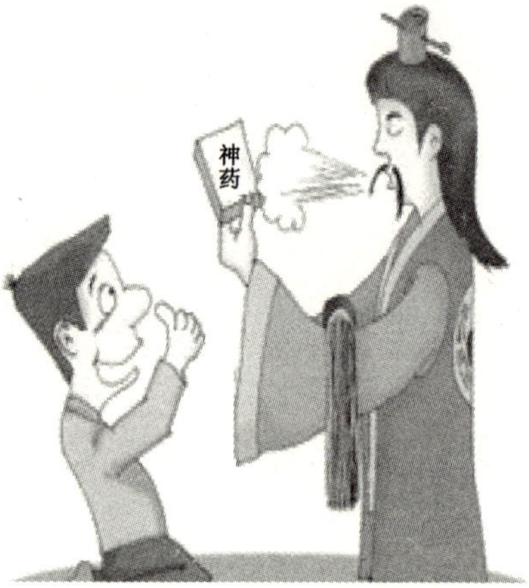

“神药”忽悠大众

同样，也有些保健品鼓吹使用后能防癌，这对害怕癌症的社会大众往往很有蛊惑力。有的产品广告已吹了多年，可是至今还找不到这种产品真正得益的受众。再者，癌症由多种原因引起，且不同癌症引发的诱因也不一样，既有社会因素，也有心理因素，还有环境因素和体质因素，我们怎么能相信一种神药就能阻断所有的致癌因素达到防癌的目的呢？

如何防止治疗不当引发的癌症?

在癌症的诊疗过程中,因创伤性检查或手术治疗人为地使癌细胞迁移到他处而生长形成的癌灶,或因治癌手段如化疗或放疗应用不得当而诱发的癌症,称为医源性癌症。预防医源性癌实际上是对医生提出了更高的要求,是对医生责任心的考验。医生在对癌症的诊疗过程中要注意以下几点:

- 尽量避免挤压肿瘤。在肿瘤周围注射麻醉药液或手术时多次触摸肿瘤或挤压肿瘤,都会使肿瘤局部的压力增加,促使癌细胞进入淋巴管及血管内,从而产生新的癌症病灶。
- 在手术时,还要注意防止癌细胞污染手术野,避免用锐利的牵引器牵拉肿瘤,否则有可能割破淋巴管和血管而引起癌细胞播散。
- 手术中切过肿瘤的器械或夹过肿瘤附近血管的钳子亦不宜再重复使用,如果发现手套被癌细胞污染,需立即更换,以防种植性转移的发生。
- 手术时不能直接接触肿瘤组织,而只能从周围正常组织向肿瘤方向推进。
- 在术前、术中或术后使用化疗或放疗以及在手术中用抗癌药物清洗胸腔、腹腔及创面等,对防止发生种植转移也有一定效果。

癌症治疗的预期目标是什么?

恶性肿瘤的治疗目的是根据患者的机体情况、肿瘤的病理类型、侵犯范围和发展趋向,有计划地、合理地应用现有的治疗手段,以期较大幅度地提高治愈率和提高患者的生存质量。

知识链接

名人名言

苏东坡：有病得闲殊不恶，心安是药更无方。

乔治桑：心情愉快是肉体和精神的最佳卫生法。

罗曼·罗兰：勇气越大，忧虑越少，疲劳也就更为减弱。男男女女身上出现的大多数神经疲劳，很多是由恐惧引起的。

马克思：一种美好的心情，比十剂良药更能解除心理上的疲惫和痛楚。

肿瘤的治疗方案有哪些？

整体治疗和局部治疗相结合

在治疗恶性肿瘤的时候，对局部肿瘤病灶的控制非常重要，因为它不断释放毒素侵犯全身，侵噬周围的正常细胞，还随时可能转移扩散，就像一颗定时炸弹，威胁着病人的生命安全。所以能够控制局部病灶时，都应该及早地、尽可能彻底地用手术、放疗等办法控制局部病灶。但是即使是早期肿瘤，已在局部做了广泛的根治性治疗，肿瘤细胞仍然可能经血液、淋巴液转移，或者局部浸润扩散。比如早期乳腺癌，已经及时做了根治术或扩大根治术，仍然有扩散的病例。因此必须要根据整体治疗与局部治疗相结合的原则，根据病情和具体情况，制定综合治疗方案。

扶正治疗和祛邪治疗相结合

这是中医学理论的概念。“正”，就是病人机体自身的免疫功能和抗病能力，“邪”，是指恶性肿瘤。扶正治疗和祛邪治疗相结合，就是在治疗恶性肿瘤的过程中，在用各种手段消灭控制恶性肿瘤的同时，注意调动机体自身的抗病能力，争取取得更好的疗效。

以中医药学为代表的传统医学和现代医学相结合

中医学和西医学是两个完全不同的理论体系,但是各自有长处和短处,可以进行互补。如由于肿瘤诊断技术的局限性,目前70%左右的恶性肿瘤,在明确诊断时就已经是中晚期了,失去了早期治疗的机会。所以对大多数恶性肿瘤患者来说,仅用单一的治疗方法,疗效很有限。西医的治疗手段对杀灭肿瘤细胞有一定效果,但是有明显的毒性反应和副作用,使治疗效果受到限制,还常常给病人带来许多痛苦。中医药在减轻放疗、化疗等的毒副反应,减轻恶性肿瘤症状,改善病人的一般情况方面有很好的作用。两者结合起来,可以提高疗效。

治疗肿瘤中医好还是西医好?

恶性肿瘤病情复杂,病人因病种、病理类型、病期早晚和机体的差异不同,其临床表现各异。中医与西医在治疗肿瘤上各有特长,又互存其短。西医治疗注重短期效应,在预后的预防转移、复发上存在缺陷。中医的优势在于防止转移和复发。可见,两者结合,取长补短,则能最大限度地发挥各种治疗的最大效果。

中西医结合防治肿瘤的目的是提高肿瘤治疗的近期疗效和远期疗效。目前,多数病人确诊时都是中晚期,一般都失去了早期进行根治手术的机会,常常以手术、放疗、化疗进行姑息治疗。但是这些治疗方式一般对病人损伤太大,且有一定的适应范围,盲目使用往往易促命丧生,并使治疗效果大受限制。近年来,有些癌症通过中药与放、化疗结合对病人进行治疗,一些患者情况有好转,消化道反应及对血细胞的毒性作用有所降低。许多中药对放射线或化学药物有增敏作用,这样就可以提高近期治疗效果。在进行手术、放疗、化疗以后,对病人进行长期中药治疗,不仅能够起到很好的预防复发和转移的作用，而且在改善临床症状，提高生活质量，延长生存期等方面都有令人瞩目的效果。

近年也有的癌症单选用中医药治疗，较之使用手术及放、化疗后采用中医药治疗效果更佳，因此中医在抗肿瘤方面独到而又奇特的疗效正日渐为大众所认识、接受，并受到中外专家的重视。

癌症的一般治疗步骤如何？

癌症应怎样选择治疗方法呢？一般情况下，早中期局部性的肿瘤，可采用手术摘除或放疗、化疗，争取尽快消除或控制局部原发病灶，避免拖延时间，减少癌肿转移或扩散的可能，实现“急则治标”的办法；同时，还需使用中药调理机体平衡，补虚扶正，提高机体抗病功能，清除残留癌毒和根除病因，争取得到治本的医疗效果。

在同样条件下，年龄大、体质虚弱和晚期或已转移的癌症患者，则适宜于中医药治疗，手术、放疗、化疗不能作为常规治疗手段。因为这些患者往往正气衰败，身体虚弱，不能承受严重副作用的侵袭，相比之下，中医药治疗比较安全、稳妥。

癌症治疗效果的判断是以什么为标准的？

通常癌症的治疗效果是以5年存活率来判断的。5年存活率，是指某癌症经过综合治疗后，生存5年以上患者的比率。如果手术5年后没有复发，也没有发生转移，基本可以认定为治愈。乳腺癌稍有不同，因为经过5年后仍有复发的病例，因此乳腺癌的疗效以10年存活率判断。

抗癌药物的疗效是以用药后肿瘤缩小的比率判定的，并依据疗效将判定标准分为5级。另外，患者再次接受抗癌药物治疗时，应与上次治疗间隔4周以上。

疗效的判定法：

有效(CR)：通过触诊、指诊以及X光等影像学检查，肿瘤100%缩小，并持续4周以上。

显效(PR)：肿瘤缩小50%以上，并持续4周以上。

好转(MR)：肿瘤缩小25% ~50%，或肉眼可见的肿瘤缩小。

无变化(NC)：肿瘤既没有长大也没有缩小，维持不变持续4周以上。

恶化(PD)：肿瘤进一步增大。

在上面5级中，以有效和显效合计有效率，好转不计入有效率之中。另外，肿瘤缩小在25%以下时，不排除测定的误差，因此无法判定效果。

如果用药后肿瘤没有缩小，即使患者自觉症状改善，面色好转、食欲增强，也不能认为是有效。另外，如用药后肿瘤缩小甚至消失，与完全治愈也是两回事。

故事链接

“第一夫人”与乳腺癌的故事

20世纪90年代初，美国妇女把乳腺癌防治变成了一项强大的社会政治运动，包括美国前第一夫人贝蒂·福特在内的乳腺癌患者（她于1974年动过乳腺癌手术），抱病走到公众中间，成功地获得了人们的理解、同情和资助。另一位美国前总统里根的夫人南希，1987年患上乳腺癌后，不得不切除了乳房，但她表现出泰然处之的优雅风度，之后，在陪伴患老年痴呆症的里根于2004年走完了人生之旅后，她依然获得美国民众的普遍爱戴。

近年来，“第一夫人”挑战乳腺癌的举动令世人关注。不久前，英国前首相夫人谢莉·布莱尔和美国前第一夫人劳拉·布什，一起参加了由美国乳腺癌基金会和英国关照乳腺癌组织共同发起的筹款活动，表示要联手向危害妇女生命的乳腺癌发起挑战。谢莉的一位阿姨和一位最好的朋友，曾被乳腺癌夺去了生命；而劳拉的母亲，也饱受过乳腺癌的折磨。在美、英两国，大约有1/9的妇女患有这种疾病。稍后，中、东欧九国（阿尔巴尼亚、波黑、保加利亚、克罗地亚、匈牙利、马其顿、斯洛伐克、斯洛文尼亚和乌克兰）的第一夫人们也一起向乳腺癌宣战：她们将在各自的国家发展免费的乳腺检查计划。

目前癌症有哪些治疗方法？

肿瘤的传统治疗包括手术、化疗、放疗及中医药治疗等。

外科治疗

外科治疗是采取手术切除肿瘤的方法达到治疗肿瘤的重要手段，在治疗早期没有转移和与重要脏器及大血管无严重粘连的肿瘤方面效果较好，但中晚期治疗效果则不如早期。

放射治疗

放疗是利用同位素衰变和加速器产生的射线治疗恶性肿瘤。主要适用于肿瘤全身扩散前、相对局限、对放射线敏感肿瘤，如食管癌、肺癌、鼻咽癌、喉癌、上颌窦癌、乳癌、脑瘤、皮肤癌等。肿瘤一旦扩散或局部浸润广泛，放疗就达不到治疗效果，且放疗本身也会带来一些近期或远期副作用。

化学疗法

化疗是利用化学抗肿瘤药物治疗恶性肿瘤的主要手段。主要适用于对抗癌药物敏感性肿瘤及身体状况良好者，但化疗药物毒副作用较大，主要表现有恶心、呕吐、脱发、白细胞减少等。

介入治疗

介入治疗是指在 X 光机（或 C 型臂）、CT、B 超等设备引导下通过穿刺针或导管插入人体肿瘤病灶或肿瘤供血血管注射化学药物，达到治疗肿瘤的目的。但也可出现类似全身化疗后产生的副作用。

其他疗法

生物、基因多作为辅助应用或尚待发展，临床上多与化疗药物联合应用。此外还有如多弹头射频治疗、全身及局部热疗、激光、冷冻等方法，在治疗肿瘤方面都积累了一定经验，但其应用范围受到一定局限。

中医药治疗

中医药治疗现已成为治疗肿瘤的一个重要手段，随着时间的推移，其重要性将愈来愈突出，成为与手术、放射治疗、化学治疗相并列的主体性治疗手段。因其治疗可贯穿于肿瘤治疗的整个过程，所以，对彻底攻克肿瘤堡垒，意义巨大。

目前最受青睐的癌症治疗方法有哪些？

多学科综合治疗

多学科综合治疗是联合肿瘤放化疗科、内科、影像科、病理科、检验科及临床药师等多学科，根据疾病分期、临床路径等为患者制订个体化诊疗方案。肿瘤多学科综合诊治模式是当今国际肿瘤诊治的“金标准”。由以往首诊医师“单科单兵作战”变成多学科专家“团体作战”，通过专家团队组成的“全科肿瘤专家”，依据国际最先进标准及规范诊治路径，提供最“适”诊疗方案，避免了盲目的、不恰当的治疗。

中医药治疗

中医学有其独特的理论和固有的逻辑思维方法。它的诊断步骤、对疾病病机的判定、治疗的方法和用药都具有自己的特色，如：人与自然环境的和谐，人体的内外平衡，人体脏腑间的相互关系，相互调和以及相互制约问题；天时、地利和人的心理对疾病的影响，人体本身的统一性问题，药物的作用和身体内在的抵抗力问题等。中医学在治疗上不只是讲求单纯地祛除肿瘤，而是从整体观念出发，抗癌与扶正相结合，调整阴阳，调和脏腑，辨证论治，对症下药，灵活变通，遵循药疗、心疗、体疗、食疗四位一体疗法，最终能战胜癌症。这就是中医抗癌的优势之所在。

靶向治疗

靶向治疗分三个层次：器官靶向、细胞靶向和分子靶向。靶向治疗相对于手术、放疗、化疗三大传统治疗手段更具有“治本”的功效，具有能效高并选择性杀伤肿瘤细胞的特点，可减少对正常组织的损伤。相对于其他治疗方法，分子靶向治疗带来的副作用较少，能够更有针对性地治疗肿瘤。肿瘤的分子靶向治疗的关键，就是要找到肿瘤的靶点（靶子），即一种肿瘤分子靶向治疗攻击的是肿瘤细胞的某一个靶点或多个靶点，只要肿瘤含有这个靶点，就适合这种靶向治疗。

基因治疗癌症目前进展如何？

癌症是一种基因病，是人体细胞在外环境因素的作用下，内在多种前癌基因被激活和抑癌基因失活的多阶段长期演变的过程。基因治疗针对的是疾病的根源——异常的基因本身。目前，最新的基因治疗方法有以下几种：自杀基因疗法、

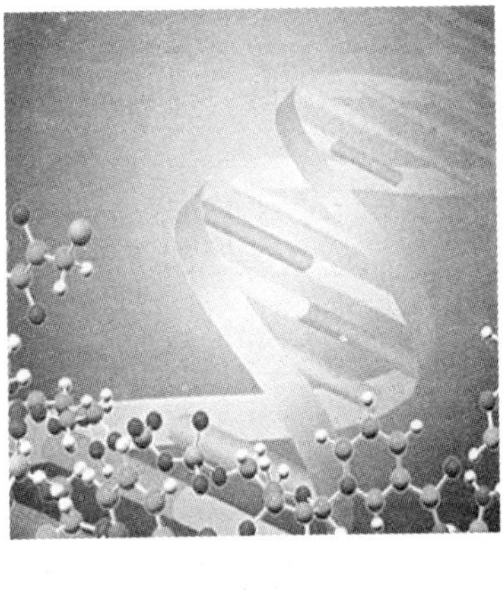

基因治疗癌症

癌基因拮抗疗法、基因修饰介导免疫疗法、基因修饰配合大剂量化疗、联合基因疗法。

肿瘤病人怎样选择治疗方法?

癌症从病程上看属慢性病,治疗需要一个较长的过程。目前,治疗癌症主要有化疗、放疗、手术和中医药治疗四种疗法。这四种疗法,在治疗中各有其优点和不足。

化疗,是用化学药物对癌细胞进行杀伤的疗法。其特点是药力猛,可杀伤癌细胞,见效快。但由于选择性差,在杀伤癌细胞的同时,对正常细胞也有杀伤,副作用大。此法适用于癌症早期且体质较好的患者。治疗中所引起的副作用,还需用其他药物进行矫治或辅助治疗。且化疗也有一定的病种适应范围,很多癌症对化疗并不敏感,盲目使用往往造成免疫力低下,诱发癌症转移。

放疗,是用放射线杀伤局部癌细胞的疗法,适宜于局部肿瘤患者。此法对癌症早期效果较好,不足之处是副作用大,无法清除病根。

手术,即切除局部肿瘤,适宜于早期无转移、肿瘤单一的患者。此法优点是能最快地切除癌肿原发病灶,对癌症早期效果较好。但手术只能切除可见肿瘤,对分散的、不可见的癌细胞无法消除,不能根除病因,不适宜于晚期和年老体弱的患者。

中医药治疗,是按中医药理论运用中药治疗。一般有内服外贴或内外结合等方法,适宜于癌症治疗的全过程。此法特点是辨证施治,攻补兼施,标本兼治,局部和整体配合用药,药效平稳持久,既能杀伤癌细胞,又能增强机体免疫功能和调整机体的阴阳失和,并对化疗、放疗所引起的副作用有很好的矫正效果。

故事链接

小张治疗乳癌的惨痛教训

前不久，小张被确诊为乳癌，右侧乳房癌块1.0厘米×1.5厘米；左侧无癌块，但呈增厚片状结构。为避免癌细胞转移，手术中对两侧腋窝进行淋巴结清扫。术后化疗，继之出现严重上肢淋巴水肿，左臂约比右臂粗2厘米。事隔5年后的今天，上肢水肿仍不见好。每当看到伤残的胸口、肿如肥藕的双臂，小张常常欲哭无泪。

医生告诉小张，水肿的原因是淋巴结清扫的并发症，治疗很困难。尽管如此，她还是想尽各种办法来治疗，除日常按摩和理疗外，还服用中药并用中药热敷，用弹力手套捆绑肿胀的臂膀，同时积极就诊于擅长治疗淋巴水肿的医院，但效果甚微。

小张查阅大量资料并走访多位专家后，才知道如果左侧乳房仅为组织增厚，不仅手术范围可缩小，左侧腋下淋巴结清扫范围也可考虑适当缩小，甚至可免除清扫。

这个惨痛的教训告诫病友，术前一定要与医生多沟通。而医生在挽救病人生命的同时，也要换位思考，治病的同时也要考虑患者今后的生活质量。癌症病人需要更多的术后关怀、生活适应和护理。

值得庆幸的是，随着医学科技的发展，国际上采用的前哨淋巴结活检技术（对前哨淋巴结的探测，是近几年发展起来的一项新技术。临床上往往把淋巴结视为癌症手术的必要清扫范围，以防止癌细胞通过淋巴系统转移到全身，再通过手术重建乳房来满足乳腺癌患者的保乳要求。研究表明：在许多肿瘤中，均存在逐站式转移的规律。前哨淋巴结是肿瘤淋巴液流经的第一站淋巴结，前哨淋巴结病理活检阴性的患者可不必进行创伤较大的腋窝淋巴结清扫，从而避免由传统腋窝清扫带来的一系列并发症）已在我国得以临床应用，免除了无淋巴结转移乳癌患者扩大手术的痛苦。

淋巴和血管一样是分部在全身的管道，不同的是血管流的是血，淋巴管流动的是淋巴液。淋巴液由全身组织液汇集而来。淋巴结就是淋巴管流经人体途中的一个中转和检查站，人体得了癌症，狡猾的癌细胞除了通过血管经血液循环向全身流窜外，也会通过淋巴管这一途径跑向全身。不过淋巴系统结构特殊，它上面分布着一些淋巴结这类检查站，癌症细胞流窜到淋巴结往往会被扣留而无法乱窜。淋巴结可以分级，居第一道检查站的淋巴结犹如边防前哨，所以被称为前哨淋巴结。又由于癌细胞被扣到淋巴结后会越积越多，并在淋巴结发展壮大，所以手术治疗癌症时往往要切除、清扫一些癌症附近的淋巴结，以期对癌症斩尽杀绝。但在清扫时往往会把一些没有癌症的淋巴结也切除，这样就导致淋巴管道不通，引起淋巴液在组织间潴留而出现水肿、僵硬症状，严重者影响人体的生理功能。小张上肢淋巴水肿就是淋巴结被过多清除引起的症状。

肿瘤在不同阶段可以采取什么治疗方法？

肿瘤患者的综合治疗就是根据不同肿瘤、不同病理组织学类型、不同病期、不同生物学行为及机体一般行为状态、免疫功能状况、重要脏器（心、肝、肾、肺等）功能等，合理而有计划地使用现有治疗手段，包括外科手术治疗、化学药物治疗（化疗）、放射治疗（照光）、生物反应调节剂、中医药等治疗，以期尽可能最大限度地提高治愈率或延长生存期。在方法选择上，一般要注意以下几点：

- 比较局限的肿瘤。一般先行手术，后根据手术情况加用化疗及（或）放疗。

- 局部晚期或已有区域性转移的肿瘤。一般可先行化疗或放疗，后再行手术。近年来对晚期乳腺癌病人先行化疗，局限以后再做手术，术后根据情况进行化疗及（或）放疗，在相当程度上提高了治愈率。

◎ 通过化疗及（或）放疗使不能手术的病人变为可以手术。这类成功的例子已有很多，比较突出的是对小细胞肺癌的治疗。

◎ 不能手术的病人放疗和化疗的安排。因放疗后的纤维化引起血管闭塞，使化疗药物很难进入，多数学者主张先化疗或化疗与放疗同时进行。

◎ 生物治疗的应用。生物治疗的优点是副作用极小，但费用昂贵、推广困难。

肿瘤消失或变小就是有效治疗吗？

很多年来，国际上对肿瘤治疗效果的评定标准主要根据肿瘤是否消失、缩小或扩大，大家称之为近期疗效，如 WHO 制定的实体瘤疗效标准：

◎ 完全缓解。全部肿瘤消失至少维持 4 周。

◎ 部分缓解。每个肿瘤长径 × 短径乘积至少减少 50% 且至少维持 4 周，期间没有发生任何恶化或新病灶。

◎ 轻度缓解。肿瘤长径 × 短径乘积减少小于 50% 。

◎ 病情稳定。肿瘤体积没有发生明显变化。

◎ 病情恶化。肿瘤长径 × 短径乘积增加 25% 以上。

从中可以明显看出，该标准只注重瘤体的变化，而忽视了肿瘤患者的生活质量、生存时间等十分重要的指标。近些年来，更多专家认为肿瘤缓解率、生存质量、生存时间是疗效评定的重要相关因素，三者的权重因素，应随肿瘤病期的变化做出相应的调整。这些新的疗效评定标准对中医药治疗肿瘤比较有利。

抗癌药物的副作用有多严重？有什么处理方法？

抗癌药物通过抑制 DNA 的合成可以抑制癌细胞的迅速分裂增殖，并杀灭癌细胞来治疗肿瘤。但在杀死癌细胞的同时人体中正常细胞也被杀死。除中药外，还没有发现一种抗癌药物只作用于癌细胞而不影响正常细胞。

打个比方，治疗骨髓癌时，用抗癌药抑制骨髓癌细胞时，红细胞生成也会被抑制，这样就会出现贫血；血小板生成减少就会出血；白细胞生成减少就会造成免疫力降低、细菌感染，甚至发生败血症。一旦免疫力下降，平时存于体内的疱疹病毒就会活跃起来，引发疱疹。

长期服用抗癌药物，由于胃肠黏膜细胞也被抑制，这样就抑制了胃肠的正常功能，容易引起呕吐、食欲不振、胃肠道出血、败血症甚至死亡。

抗癌药的另一个影响就是因为毛囊细胞分裂增殖的速度容易受到抗癌药物的影响而出现脱发现象。不过治疗结束后有的人头发还会重新长出来。

处理方法：改用有疗效而又少副作用或无副作用的中医药治疗，研发免疫治疗和探索其他新的疗法。

肿瘤免疫治疗的副作用有哪些？

人体内有种抗癌系统，这就是免疫系统在抵抗癌症的袭击。肿瘤消失、退化，这就是免疫系统的胜利。因此，提高机体免疫功能，对防癌、治癌均有非常重要的作用。免疫疗法就是刺激人体自身免疫系统来抵抗癌症的治疗方法。但接受免疫治疗后可能会出现副反应，如：

◎ 寒战、发热、恶心、呕吐、腹泻、食欲不振、乏力。

◎ 头痛、失眠、焦虑、记忆力减退。

◎ 皮肤瘙痒，扩散性红斑疹，血小板计数降低，出血征象。

◎ 咳嗽、哮喘、呼吸困难、低血压、心律失常、体液潴留。

◎ 肌无力、关节疼痛等。

肿瘤能被“饿死”吗？

什么叫“饿死”肿瘤？简单地说，“饿死”肿瘤就是阻断动脉向癌肿内供血，即切断癌组织的营养来源，肿瘤组织因为得不到营养而逐渐萎缩或者不再发展。

癌细胞和血管内皮细胞能分泌大量促进血管生长的生长因子，有了这些新生血管提供的养分，肿瘤会快速生长。而血管生长因子还会反过来使血管内皮细胞增殖，分泌更多的生长因子。除了为肿瘤提供营养，血管还会为癌细胞提供“逃跑”路径，让它们进入血液循环系统，转移到其他地方。科学家认为，如果没有血管生长因子诱导，毛细血管就不会同肿瘤相连。这样肿瘤既得不到养分，又不能随意逃窜，只能“休眠”。如果能抑制血管的生长，就可以控制肿瘤患者的病情。“饿死肿瘤”并非万能，但如果把“饿死肿瘤”和其他治疗模式有机地结合起来则有利于提高疗效，例如手术后用“饿死肿瘤”疗法治疗，有利于减少术后复发、转移；与放、化疗结合，可同时攻击癌细胞和血管。

介入疗法如何“饿死”肝癌细胞？

阻断肝动脉向癌肿内供血，即切断癌组织的营养来源，将癌细胞“饿死”;同时注入化疗药物,将癌细胞“杀死”。这就是介入治疗肝癌的基本原理。

肝癌的治疗首选方法是手术切除。如能早期及时手术,可提高存活率和患者生活质量。早期肝癌大多无典型临床表现,发现时已是中晚期,而不能行手术治疗。这时,用一种新方法——经导管肝动脉化疗栓塞术(属于介入治疗范畴),能给肝癌患者带来新的希望。

通过股动脉穿刺,引入直径2毫米的细导管,在X光透视引导下,插入肝动脉的肝癌供血血管,经此导管注入栓塞剂,将癌组织内的小血管全部栓塞,切断其血液供应,使癌细胞“饿死”,而正常肝组织能够耐受;在阻断癌组织血液供应的同时,注入抗癌药,可以将癌细胞“杀死”。对于这种用药方法,用药剂量可以大于全身化疗数倍,而全身的副反应则很低。

知识链接

目前,在临床上有一个比较时髦的治疗术语,叫做介入疗法。那么什么叫介入疗法呢?通俗地讲,介入就是直接通过插管或局部注射药物等途径,把药物和某种手术直接作用于发病部位的一种治疗方法。这种方法常用于治疗癌症、心脑血管等疾病。例如,治疗癌症,过去大多是全身用药,就如同人们发烧时通过静脉输液或口服给药治疗一样,这种治疗方法由于药物分布全身,疗效多不能集中,往往对癌症打击不力。还由于药物的毒性因药物分布面广,使没有病的地方也受伤害而“殃及无辜”,所以医学上改用上述介入疗法治疗。介入疗法,在癌症治疗中有如下几种:其一,化疗药物介入。这种介入方法是借助影像来定位,然后通过插管从血管中把化疗药物直接注入癌症部位。其二,阻断介入法。这种疗法也是通过影像定位来进行,又称为“饥饿”疗法。我们知道癌症生长必须得到营养，营养主要通过血液循环输送，通过阻断给癌症送入营养的血流，把癌症给活活“饿死”，我们把这种治疗方法形象地称为“饥饿”疗法。目前这种阻断血流的制剂，既有西药也有中药。其三，药物直接注入法。我们知道人体肌肉除了骨骼等组织外，大多由蛋白质组成，癌细胞也不例外，而蛋白质组织遇到某些物质就会凝固坏死，如福尔马林、酒精等。正是基于这个原理，医学上往往对准癌症的部位，注射一定量的无水乙醇，使癌组织的蛋白质凝固而坏死。

介入疗法较全身给药对某些病的治疗有一定的优势和效果，但也不是十分理想。这是因为：首先，血液循环是遍布全身无处不通的，即使局部介入化疗，化疗的毒性照样会通过血液循环给全身带来毒副作用。其次，通往癌症的血液供应虽可阻断，但也是临时的。因为阻断血管后血管侧枝循环又会建立。就如同一条路，正道不通，照样会有便道可以通过去。更何况，癌肿大了，供给它营养的血管有很多条，往往是想阻也阻不断。再次，注入酒精等虽可使癌组织坏死，但组织坏死后会产生剧烈疼痛并常常引发高烧，导致病人抵抗力下降而出现病情严重变化。所以，介入疗法虽新，但有一定的适应证，可以用但不必迷信。

卡介苗能治疗肿瘤吗？

卡介苗原来是用来预防肺结核的疫苗，为一种特异性免疫制剂。在预防儿童结核病，特别是那些危害儿童生命的严重结核方面功能非凡。后来的研究发现卡介苗还可促进巨噬细胞吞噬功能，增强机体抗病作用，属于非特异性免疫增强剂。免疫增强剂又叫免疫激动剂或免疫促进剂，有特异性和非特异性两种，它们对人体的免疫功能有多方面的促进作用。人体的免疫力增强后，增强了肿瘤的抗病力，提高了对化疗药物的耐受力。卡介苗是许多免疫增强剂的一种，可以作为辅助治疗，配合针对恶性黑痣瘤、急性白血病、肺癌、恶性淋巴瘤的化疗和手术治疗，能够收到较好的效果。

故事链接

龚某患了肝癌，由于年龄大，又患有气管炎和肺气肿，既不能手术又不能化疗、放疗，于是来到上海请一位名中医出诊治疗。这位中医先为他治好了气管炎和失眠，然后又为他开胃增加食欲，继而对他进行扶正和抗癌同步治疗。想不到，他仅仅靠中医一种疗法就把癌症控制住了。治疗一年后，来到该市医学院附属医院复查，肝脏的癌肿不仅没有变大反而缩小很多。医生建议，既然肿瘤小了，我们想帮你加把劲，让它更小一点，好不好？龚某也不太明白医生究竟用什么药，于是就糊里糊涂地接受了医生的殷勤和好意。接着医生就在他的癌肿上注射了几十毫升无水乙醇，想不到注射当天龚某肝区痛得难以忍受，接着就是寒颤发高烧达40度，全身大汗淋漓，食欲全垮，痛得夜不能寐，没几天龚某就瘦了十几斤。家人马上送他到医院进行全面检查，发现肿瘤较原来猛地大出了许多，并且肝脏其他地方又长出了新的肿瘤，不久龚某就告别了人世。

癌症病人家属如何配合治疗？

癌症的治疗，虽然主要依靠医护人员，但家属的密切配合也是十分重要的。下面几个方面值得注意：

督促治疗

某些肿瘤需要手术切除才能根治，而有的病人却怕开刀，或担心影响到面容和四肢的完整，多抱着侥幸心理去寻找其他的治疗方法，最后错失了根治的机会。由于采用放疗、化疗等方法时，有时还会出现呕吐、脱发等副作用，有的病人望而生畏，不愿继续进行下去，结果误了自己的性命。这时候，家属的劝勉、鼓励是必不可少的。

把握情绪

有的病人得了肿瘤，思想上就背上了沉重的包袱，情绪抑郁，悲观失望，这种心理直接影响治疗效果，使生存期缩短。因此，家属应首先把握好自己的情绪，从精神上多给予鼓励，使病人保持良好的心理状况。

改善环境

不管居住条件好坏、住房面积大小，作为家属应尽量给肿瘤病人安排一个舒适、安静、便于休息的环境。如条件允许的话，还可以让病人种花、养鱼，增加乐趣。

安排生活

肿瘤病人多病休在家，除了接受治疗外，几乎无事可做，久而久之，会感到生活枯燥无味。这就要求家属科学地安排病人生活。比如早晚定时作息，白天安排有规律的、内容丰富的活动，不仅有利于病人的恢复，也可减轻病人家属的负担。

合理营养

合理营养也十分重要，它既有助于病人精神的安定、机体功能的恢复，又能为顺利完成治疗计划助一臂之力。

故事链接

人间真爱唤醒生命信念

张女士今年55岁。20年前，她经常感到身子疲倦乏力，在一次劳动过程中她突然昏倒在地上，医院检查结果显示，张女士所患的是乳腺癌，需马上进行手术治疗。

这一噩耗打破了张女士全家的幸福生活。当时，她人至中年，孩子才刚年满6岁。平时在家里，日常生活都由她料理，今后的家庭生活怎么办？带着这样的牵挂与顾虑，她住进了医院进行治疗。

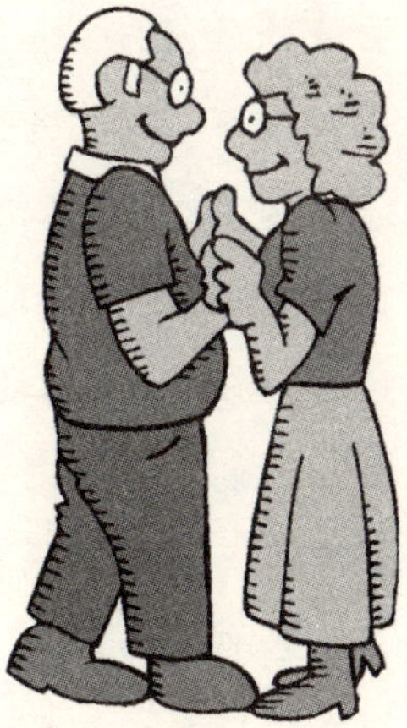

夫妻相守

与其他癌症病患者相同，张女士在患病初期对人生不抱任何希望，因此，治疗初期，情绪低落，万念俱灰。可是因患难丈夫的真情，她低迷的心境渐渐复苏，刚满6岁的儿子仿佛一夜之间也懂事了。也就是从那刻起，张女士暗暗下决心要活下去，于是她积极配合治疗。可是在治疗过程中，由于她体质差、血糖低，每月治疗费用都要比同类病人多数千元，而在当时，她家所有积蓄都已用尽了。但是，每次遇到难关，丈夫总能拿出足够的治疗费用，只是，在他拿出这些费用的同时，张女士明显观察到丈夫消瘦与憔悴了。

从医院回来，她才得知丈夫为了治好她的病已辞去工作，在街面上及夜总会进行音乐演奏。作为妻子，她知道丈夫是一个不愿求人和很要面子的男人。为了治疗她的病，丈夫抛弃尊严不知下了多大的决心。不仅如此，由于当时在街面上不能卖艺，他在街面演奏时经常遭到相关部门的驱赶，地痞流氓的骚扰也经常发生，可他回家从不抱怨，而是安慰妻子说：“只要你健康地活着，那些算得了什么。”

家庭是肿瘤患者康复的支柱，家庭的生活质量对肿瘤患者的治疗和康复有着不容忽视的作用。为了使肿瘤患者早日康复，家人应给患者创造一个幽雅、安静、舒适、和谐的家庭休养环境。比如，患者的房间要朝阳，通风良好，保持空气新鲜，床铺要整洁、柔软、舒适。房间里可以布置几盆鲜花，增添一些生机以使患者心情舒畅。肿瘤患者往往有消极情绪，对自身的康复失去信心，对家庭成员及医生出现不信任感，对周围环境产生愤怒情绪。针对患者的种种心理变化，要从各个方面进行心理调节，消除不良因素，多与患者谈些愉快的事情，使其感到周围亲人的照顾和关怀，以增强战胜疾病的信心。

除此以外，家属还应调整好患者的饮食，适当增加蛋白质、糖、水果蔬菜的摄入。饮食本着少而精、少食多餐的原则，养成良好的饮食习惯。鼓励患者进行力所能及的工作和劳动，适当参加体育锻炼，增强体质，提高对疾病的抵抗力。家庭中还要重视情感交流，谈话要注意方式，使患者逐渐了解自己的病情，学会自我照顾。家人多与患者团聚，一道参加患者喜爱的活动，共享天伦之乐。一句话，真爱的呵护、和乐的生活是治疗癌症的一帖非药物的良药。

什么是“带瘤生存”？

“带瘤生存”即所谓的与肿瘤“和平共处”，指的是患者经过有效的抗肿瘤治疗后，常见的癌性症状（如出血、癌痛、咳嗽、吞咽困难等）消失，瘤体缩小，癌细胞不再扩散，病情长期稳定并趋于好转，虽然肿瘤未彻底治愈，但病人一般状况良好，可独立工作和生活。

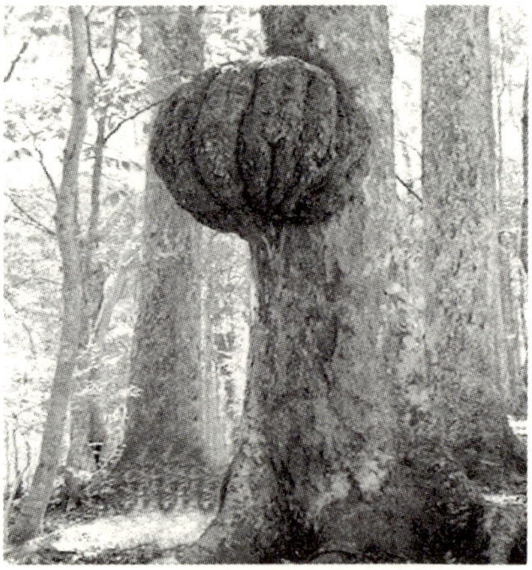

类似树瘤的带瘤生存

肿瘤是一种慢性消耗性疾病。对早期癌症、比较年轻的癌症患者，或者癌肿比较局限但发展速度快的癌症患者，这时正气尚足，可以接受化疗、放疗等措施，以果断地阻止病情加重。但对于晚期癌症、老年癌症患者而言，人体正气已经明显不足，应用攻击性较强的创伤性疗法，有可能出现癌细胞与患者生命“同归于尽”的治疗结果。晚期癌症、老年癌症患者，其癌细胞的生物学活性并不像在青年人身上发展得那么快，对症治疗、辅助治疗和中医药治疗反而可以提高其生活质量，带病延年。所以针对这一特点，无论是西医还是中医，目前都认为老年人带瘤生存、延长生命、提高生活质量才是治疗的根本目的。

知识链接

抗癌妙招——不要把癌症当回事

美国2008年总统选举民主党候选人爱德华兹的妻子伊丽莎白·爱德华兹，和白宫发言人斯诺在选举前都公开了各自的癌症病情——他们不仅在和癌症复发抗争，而且还面临着肿瘤已经扩散，不能再治愈的危险情况。很多美国人乍听到这则消息都很震惊：爱德华兹夫妇俩会继续角逐白宫，尤其是爱德华兹夫人，仍带着癌症病痛帮助丈夫竞选。而斯诺在两年前患上了结肠癌，现在肿瘤已经扩散到肝脏。尽管如此，他在休病假一段时间后也会重新回到工作岗位上。爱德华兹夫人和斯诺的病友们，以及他们的医生听到这个消息倒显得镇静很多。就像爱德华兹夫人在接受采访时说的：公开病情就是“把你昨天就已经在做的事情推向前台”。其中的原因在于：最近几年来，面对曾被当做绝症的癌症，医生的治疗方法已经从对付急性病症的“非胜即负”式转变成更好像是在治疗一种慢性疾病的样子。在很多情况下，病人有更多的时间感觉良好。

“对我们来说，这是人们如何看待癌症的一个重大变化”，美国密歇根大学综合癌症中心负责乳腺癌项目的主管丹尼尔·海耶斯博士说。海耶斯说，他和其他肿瘤科医生都为爱德华兹夫人树立的榜样感到兴奋。“从我们的立场来看,我们花费了大量时间去努力说明,癌症——尤其是转移性乳腺癌——不会自己走开,但是你仍然可以带着它拥有长期和富有成果的生命。”

怎样“带瘤生存”?

“带瘤生存”是现代医学治癌观念的一种根本转变,以提高肿瘤患者生活质量,延长生存时间为目的。那么,患者需要什么条件才能打好抗癌持久战呢?

要有信心

坚强的意志是战胜癌症的根本。要迅速脱离悲观消极情绪,放松心态,积极配合医生进行检查和治疗。多与朋友及病友接触,相互激励,一起与癌症做抗争。保持良好的精神状态,才能提高机体抗病能力,才能提高生活质量,延长生存期。

把握时机

经过规范治疗,病情基本缓解或稳定的患者,如果一段时间后没有扩散或恶化,则应该考虑实施“带瘤生存”。

服用中药

中医药在杀灭癌细胞方面比较弱,而在扶助正气、纠正机体功能紊乱方面则占有优势,即所谓“扶正祛邪、平衡阴阳”。对一些癌症,中药有显著的缩小瘤块、消灭癌细胞等效果。

科学饮食

患者可根据不同的病情、年龄、体质、嗜好等综合调配,忌口不宜过多。应掌握新鲜、营养、清淡、对味、少食多餐的原则。

合理锻炼

合理锻炼不仅可恢复体力，提高免疫力，对肿瘤有预防及治疗的作用，而且可以消除、抑制悲观情绪。

生活规律

癌症患者应合理地安排自己的起居、饮食、体能锻炼、娱乐、社交等活动，并使之规律化。规律、丰富而且充满乐趣的生活，可增强身体对癌症的抵抗力。

癌症患者治疗后5年不复发就可以放心了吗？

癌症患者经过治疗后生存时间超过5年，又无任何复发迹象者，可以认为治愈，但不等于万事大吉，从此可高枕无忧了。患者还应提高警惕，定期与经治医师保持联系，定期复查，这样，即使复发了，也能早期诊断，及时治疗。所以在初次治疗后5年期内及其后的时间里，必须做到定期复查与治疗，积极配合医师完全彻底消灭癌瘤，才可使自己健康长寿。

近年来，各种癌症的治疗成效都随着早期发现、早期治疗而有明显的提高，只要是能做到早期发现，几乎所有的癌症都可以达到完全治愈。然而，像乳腺癌那样手术后经过10年、15年又复发的病例并不少见，而且由于第一次癌症治愈了，生命得到延长，许多情况下在其他的部位又会发生完全不同的新的癌症。因此从长远考虑，坚持病愈后的长年定期复查，是非常必要的。

故事链接

单田芳　抗癌八年不言歇

单田芳，1935年11月出生，当代著名评书大师，从艺50多年，录制完成了100多部共1.5万余集的广播和电视评书，其中《隋唐演义》、《大明英烈》、《千古功臣张学良》等都家喻户晓。他凭借那一贯沙哑的声音，以及一直都保持着的健康、活跃的社会形象，被誉为“书坛常青藤”。

谁能想象，这样一位讲起话来神采奕奕、底气十足的老人，是一位已有8年癌龄、胃只剩下1/3的癌症病人。谈起自己的病史，单田芳一点也不避讳地说：“其实就到现在，儿女们也都没正式告诉过我得的是癌症，但我自己早就清楚病情，而且从来不像儿女们担心的那样被疾病影响了心理。”

也许因为早年经历过各种生活的磨难，单田芳并没把这病当回事儿，而且这样的绝症对性格坚强的单田芳也没构成什么威胁。

手术后不到三个月，单田芳就跑到北京电视台录制节目了。术后，单田芳的生活几乎没发生什么变化，唯一改变的就是学会了更好地去找自己的感觉，累了就歇，有精神就干，合理地调理自己。他说：“其实治病就要先治心，心宽了，病自然就好了，‘心宽不怕房屋窄’嘛。人老了自然会有一些或大或小的毛病，老年朋友们一定不能被疾病吓倒，更不能自己把自己吓倒，正确看待疾病才有可能战胜它，得病的人也能成为健康人。”

单田芳几十年如一日，早晨5点就起床，开始静思一天要做的事，然后读书、吃早点，接着要录两段40分钟的评书，而整个下午几乎都是外出参加活动。紧张忙碌的生活，让单田芳无暇思考该怎样安排锻炼，但他一切听从身体的自然召唤，慢慢就形成了习惯。

单田芳是个时尚迷，他喜欢看年轻人喜欢的电影、电视剧，而且看得比年轻人更认真。他要求自己对这些新鲜事物不能左耳朵进右耳朵出，还要想想其中流行的道理。

在他看来，接触新鲜事物是保持头脑活跃的工具，“因为人的脑子只有思考才能保持清醒和灵敏，老年人更应该勤用脑，多思考”。他喜欢唱臧天朔的《朋友》,“这首歌很真诚、很有感染力”;他常沉迷于写博客,“在博客中与网友交流感受,分享快乐”;他还经常关注韩剧和港台剧,这让他感觉耳目一新,还特别喜欢韩国演员张东健,“他的文雅举止和能说话的眼神都是演员功力深厚的体现”……

“多感受新鲜事物,不仅能很好地保持大脑活跃的状态,我还可以将这些流行的元素借鉴到我的评书艺术中来,了解大家现在都喜欢什么,我要怎么说大家才会更喜欢。”

单田芳喜欢红色,觉得红色很时尚,而且也有很多红色的衣服。他说:“摄影师说我穿红衣服最上相,我自己也特别喜欢。”面对镜头,慈眉善目的单田芳在红色的映衬下露出更加自然而灿烂的微笑。

他写的健康感悟是:

“健康,首先不能太累,对我来说,要记住哪些食物对身体有什么营养,有什么好处,比让我记下三段书还难。我的保健窍门就是一切听从身体自然的需要,吃得自然、动得随性,思想上保持活跃,健康自然就来了。”

癌症为什么会痛?

癌痛的原因可以归结为以下几点:

- 由肿瘤压迫神经纤维及邻近组织,引起周围组织的缺血、坏死,并释放化学致痛物质而导致疼痛是最常见的原因。
- 由治疗引起的疼痛,如手术后瘢痕,化疗药物引起的组织反应,放疗引起的皮肤黏膜损伤及纤维组织增生压迫神经等。
- 由生活能力丧失、病情恶化、营养不良引起的一系列病理生理的改变,如便秘、褥疮、肌肉痉挛等。
- 与癌症无关的其他疾病所致的疼痛。

患者自身因素也是导致或加重疼痛的原因。比如患者对疼痛的认识,对死亡的恐惧,情绪的忧伤,心理上的忧郁和绝望,都会影响癌痛的感受。很多人可能有过这样的经验:集中精力做一项紧张的工作或活动时(如某种竞赛),手或身体被划破出血,却一点感觉都没有,当别人看到后告诉你,才会意识到受了伤。很多癌性疼痛的患者常会对医生诉说,晚上疼痛比白天重。这是因为白天从事的各种活动,加上光线、声音的刺激,分散了患者对疼痛的注意力,而到了晚上刺激减少,注意力集中到了疼痛部位,疼痛就会加重。

因此,有癌性疼痛的患者,应充分认识到这些影响因素,树立战胜病痛的信心,进行一些分散注意力的活动,如看电视、听收音机、看书报或回想一些有意义的事情等,都会在很大程度上减轻病痛。

癌痛的危害性有哪些?如何应对?

并不是所有的癌症病人都会发生疼痛,一般在癌症早期的疼痛较少见,晚期发生疼痛的比率要大,而且疼痛的发生与癌瘤所侵袭的部位有关。70%的癌症晚期可出现显著疼痛,严重影响患者的生存质量,并对患者心理和生理产生明显的消极影响。为病人解除疼痛是十分重要的。在护理过程中,要注意以下几点:

药物止痛法

- 及时、足量给药。持续疼痛可使痛阈降低,加大止痛的难度。合理的剂量,准确的给药时间,可消除80%~90%癌症病人的疼痛。
- 用药后观察药效及有效时间。用药应从小剂量逐渐加大,减少不良反应。
- 口服止痛药前后不要饮酒。酒精可以增加止痛药物的毒性,即使是常规剂量也可引起肝脏及肾脏的损害。

◎ 酌情采用不同的给药途径。病人有严重恶心、呕吐或吞咽困难时，使用针剂，经皮下、肌肉或静脉注射，也可使用止痛药的肛门栓剂。

◎ 预防严重药物反应。长期单独服用非麻醉药物或与类固醇激素一起服用时，有造成胃出血的可能。异丁苯基丙酸还可加重肾脏功能不全，影响机体凝血机制，血小板减少的病人应慎用此药。

心理暗示止痛法

主要是增强病人自身战胜疾病的信心。可结合各种癌症治疗方法，暗示病人如何进行自身调节，告诉他如果配合治疗就一定能战胜疾病，认真完成一日三餐和进行必要的康复训练，以此充分调动自身歼灭癌细胞的最大能力，达到止痛目的。

放松止痛法

病人闭上双目，做叹气、打呵欠等动作，随后放松全身，进行深而慢的吸气和呼气，并随呼吸数"1、2、3……"使全身肌肉充分放松。这不仅是缓解疼痛、防止疼痛加剧的好方法，而且在疾病的康复过程中，对有效消除焦虑，改善睡眠质量，充分休息，尽快恢复体力都起着非常重要的作用。松弛疗法的具体方法有：一是呼吸松弛法；二是节律按摩法。

分散注意力止痛法

病人坐在一把舒适的椅子上，闭上双眼先想有趣的事，或想自己愿意想的任何事，每次20分钟；也可根据病人喜好，选放一些轻快的音乐，让病人边欣赏边随节奏作打拍等动作；还可以让病人听音乐、看电视、听广播等，以分散病人注意力，达到止痛的目的。

物理止痛法

利用按摩、冷、热、压力等手段刺激疼痛周围皮肤或相对应的健侧，达到止痛目的。刺激方法可采用按摩、涂清凉止痛药等，也可以采用各种温度的温敷，如用水袋或冷湿毛巾作冷湿敷，或用65℃热水袋放在温毛巾上作热敷，每次20分钟。

癌痛该怎么治?

癌痛治疗方法可分为两大类：一为抗癌治疗消除产生疼痛的病理生理机制；二为针对疼痛进行治疗，改变疼痛的感受。对于癌症及伴发的疼痛应尽量以手术、放疗和化疗等抗癌方法，去除肿瘤，消除疼痛。

选择具体镇痛方法时应积极考虑以下事项：

是否遗留后遗症；是否有副作用；创伤大小；方法是否简单；能否长期止痛；能否恢复病人的日常生活以及对复发性疼痛是否有效等。

具体方法除了药物治疗外还有：

放射疗法。对骨转移止痛效果好。

化学疗法。通过减少肿瘤体积达到止痛。

手术治疗。切除肿瘤，去除病因，疼痛自然消失。

神经破坏术。通过使用无水酒精或酚甘油将受侵害的神经杀死，达到永久止痛，一般用于止痛药均无效的癌痛。

PCA。目前国内外较流行，即病人自控镇痛，通过将导管置于静脉血管、硬膜外腔、皮下等部位，将止痛药按照病人自己的需要自我控制将药物泵入体内以达到止痛效果。

中医外治法。多采用活血、化瘀、通络之品，配合芳香渗透之药，结合现代先进的制剂工艺，制成各种透皮贴剂，应用于临床，对于疼痛部位相对固定及疼痛部位较为表浅的癌痛，均有较好的疗效。

常用的癌痛止痛药物有哪些？

常用的止痛药物有：

消炎痛栓

消类痛栓是非甾醇类解热镇痛抗炎药，具有解热、消炎及镇痛作用，肛门置入，50 毫克/次，每日 2 ~ 3 次。此药使用方便，能减少胃肠道刺激，对有进食困难及剧烈恶心、呕吐的轻、中、重度癌痛病人均有较好疗效。

可待因

可待因是弱阿片类药物，口服 30 毫克的止痛效果相当于 650 毫克阿斯匹林，如二者合用，止痛效果等于或超过 60 毫克可待因。此药用于中、重度疼痛。

阿斯匹林

阿斯匹林是最常用的非阿片类镇痛药物，对轻、中度疼痛有效，但需足量，每次至少 0.6 克，4 小时 1 次，可以连用几个月。其副作用主要有：过敏反应、胃肠反应及影响凝血功能。

吗啡

吗啡是最强的阿片类止痛药，适合治疗中、重度疼痛。主要副作用有恶心、呕吐、嗜唾、便秘等。

故事链接

周俞一年前被诊断患了骨癌，虽经治疗但剧烈的肢体疼痛令他昼夜喊叫不停。一天，他疼得实在受不了，对妻子说："看在咱夫妻一场的情份上，求医生用点药让我赶快死吧！"妻子看着丈夫痛苦的样子，泪如雨下。哭了一阵之后，她转而觉得，光哭有什么用呢，不如赶快找医生商量。于是她来到主治医生的值班室，对医生说："医生，老周痛得实在受不住了，能不能请你们加点药，让他止止痛?"在她的恳求下，也鉴于病人疼痛越来越重，医生给病人用了加倍的止痛药。用药以后，又加用了一种美国产的叫做"多瑞吉"的止痛贴剂。这下病人痛止了，但停药后，痛又开始了，医生没有办法，只好连续使用。用药十几天后病人情况大变，整天呼呼大睡，连睡多日不醒，而且出现神情淡漠、大便秘结、腹胀、饮食不进等症状。由于大便不通，不能进食，病人日渐消瘦，肚子越来越大，不久就离开人世了。

病人的痛是止住了，但为什么会死呢？其原因在于大量的止痛药使身体生命机能如心跳、消化、呼吸等都处于低运转或不运转的状态。这样痛虽止住了，而人的生命机能却被严重抑制了，这就是止痛药的致命副作用所在。目前医学界正在全力研究寻找一种既能止痛又对人体内环境影响比较小的止痛药。但目前只发现中药的外用止痛药尚有值得发掘的地方。

心理治疗

心理疗法是如何治疗肿瘤的？

心理疗法就是临床工作者有意识地使用各种心理学技术，以达到迫切需要改变病患个性或行为而采取的医疗手段。医生根据心理学原理，了解和分析患者过去与现在的心理与病理状态，选择适当的时机，用有针对性的语言或其他适当的方法，作用于患者的高级神经中枢，从而改善患者的精神状态和机体状态，达到治疗目的。心理治疗被世界各国越来越多的患者所接受。

其实，心理治疗自古就有。中国是世界上最早采用心理治疗的国家之一。早在2 000年前的中医经典著作《黄帝内经·灵枢·宝命全形论》中就指出：治病"故针有悬布天下者五。黔首共余食，莫知之也。一曰治神，二曰知养身，三曰知毒药为真，四曰制砭石小大，五曰知腑脏血气之诊。五法俱立，各有所先。"由此可见，古人治病特别重视精神的调治，把"治神"排在第一位。古人还创立了一套心理治疗的方法，"情志相胜治疗"就是依据五行相胜的这种互相制约的关系，用一种情志去克服相应所胜的另一种情志，制约由后者过盛所产生的疾病，以达到治疗和康复之目的。例如:恐胜喜、喜胜悲、悲胜怒、怒胜思、思胜恐等。在医学临床实践中,心理治疗目前理解为以医学心理学理论体系为指导,以良好医患关系为桥梁,应用各种心理学的技术,包括通过医护人员的语言、表情、行为或通过某些仪器及一定的训练程序,调动病人体内的代偿功能,增强患者的抗病能力,达到改善或消除病理状态以及由此而产生的各种身心症状,重新建立机体与环境之间的平衡。影响病人心理的方法是多种多样的,故心理治疗的形式和内容也是很丰富的。

故事链接

值得仿效的明星

香港娱乐圈阿姐汪明荃多才多艺,演艺事业成就斐然。然而,继患过甲状腺癌后,汪明荃的乳房又发现肿瘤,随即秘密入院接受手术。因为治疗及时,最终战胜病魔,康复后成为防癌会委员。

台湾歌坛常青树蔡琴自 1979 年进入歌坛后,创造了歌坛不老神话,然而很多人都不知道,蔡琴几年前曾因乳腺癌做过肿瘤切除手术,幸亏发现及时,病情很快得到控制。

这些明星都因为她们每年坚持检查,坚持预防疾病,才不至于落得像陈晓旭那样的凄然结局。因此,每个人都要懂得如何爱护自己、保护自己。预防疾病,拯救的不仅是自己的生命,还拯救了一个家庭的幸福,拯救了自己周围亲人、朋友的幸福。

心理治疗对肿瘤患者康复产生多大的作用?

有关医学调查表明,肿瘤病人中约有 66% 患抑郁症,10% 患精神衰弱症,8% 患强迫症。80% 的病人不是死于治疗期,而是死于康复期。调查发现，往往大多数肿瘤病人都伴有心理问题，如抑郁、焦虑、精神错乱、厌食症、疼痛、恶心、呕吐等，其中对康复影响较大的是抑郁症和焦虑症。25%的处于康复中的肿瘤患者，常常会因为精神崩溃而导致肿瘤复发和转移。

在癌症的发生、发展和转移过程中，心理因素扮演了很重要的角色，产生着重要的影响。病人在接受手术、放疗、化疗等常规治疗后，虽然病情有不同程度的缓解，但大多患者因为时刻担心会复发而造成心理障碍。长期在这种心理状态的影响下，人的免疫系统会受到损害，这对康复是十分不利的。

心理治疗虽然只是一种辅助治疗手段，但是其作用却是巨大的。据报告，凡接受社会心理支持的患者，复发率低。癌症病人通过借助心理学家的帮助，可以摆正心态来面对逆境，增强抗癌的信心和斗志，从而改善病人在抗癌过程中的生活素质，这就是心理治疗的意义所在。

故事链接

“抗癌斗士”阿姆斯特朗

当年37岁的美国著名自行车选手兰斯·阿姆斯特朗被确诊癌症后，没有终止运动生涯，反而重回赛场，创造了一个又一个的奇迹。

1996年奥运会之后，阿姆斯特朗被诊断患有睾丸癌，癌细胞已经扩散到全身，包括脑部。他接受了手术和化疗之后仅一年就重新回到了赛场上。此后，他从1999年到2005年连续7年夺得了环法赛冠军。

作为一名癌症患者，阿姆斯特朗以自己的名字成立了一个抗癌基金会。他说：“我就是要向世界证明，只要人的精神不垮，任何疾病也不能征服我们。我就是要证明人可能会躺在病床上，可能会服用世上最有毒的药物，可能会被手术刀切碎再缝合，但人就是可以再站起来，重新获得生命活力。”

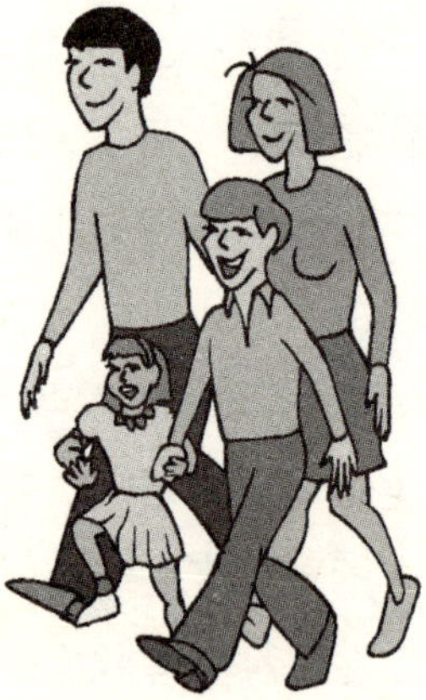

家庭成员开心地在一起

什么样的心理有助于癌症康复?

医学证实,预防癌症不但要关注行为、环境、遗传等诸多方面,社会心理因素也是决定人体健康的重要因素。那些整天都处在压抑、紧张、猜疑、焦虑易怒、多疑善感等负面情绪之中的人,久而久之,就会造成机体代谢失调,抵抗力下降,从而更容易患恶性肿瘤。如近期有研究表明,抑郁、好生闷气,并常常带着这类不良情绪吃饭的人易患胃癌;长期处于失望、自卑中的女性易患宫颈癌;压抑得不到释放、经常克制情绪者易患肺癌;怒气难以自制,又常常压抑愤怒者,易患乳腺癌。相反,那些家庭稳定、婚姻美满、人际关系和谐、有可信赖的亲友的人,其患病率明显低于生活孤独者或心理压力大的人。临床研究也表明,情绪与癌症存在着千丝万缕的联系。情绪乐观的癌症病人,经过治疗后的复发率都比较低,因此生存期限数比较长。反之,情绪低落、思想悲观、精神抑郁的癌症病人,复发率较高,生存期限也减短了。所以,我们应该从小就培养良好的生活习惯,建立具有乐观、开朗、正直的性格,并尽可能减少忧愁和烦恼,即便产生了不良情绪,也能很快自我化解;养成积极乐观的生活态度,从而增强负面情绪的自我调节能力,保持快乐的心情,免疫功能也能长期维持在正常水平,从而预防癌症的发生。

自己就是伟大的医生

一位著名的医生曾说:“全世界最伟大的医师是病人自己。”这是有科学道理的。许多例子显示，人类的意志力确实可以战胜病魔。只要诚心诚意，全力以赴，就会激发免疫力，打败癌症。

"积极乐观"的心理是战胜癌症的重要条件。"积极"的意思是配合医生做必要的治疗和积极主动地进行生活上的改善和调整。"乐观"的意思是保持心情开朗，调整人生观，乐观地对待疾病和人生，制订治疗期间的治疗、生活、休闲计划。心理免疫学的研究证实，愉快的心情胜过针、药，能够极大地提高免疫力。

严重威胁人类生命的癌症之所以发生、发展，是因为人体免疫系统的监视功能出了故障，手术、放疗、化疗等治疗手段做得再成功，如果免疫系统的功能不能重新恢复，癌症迟早还会复发。免疫系统正常工作的前提是神经系统、内分泌系统和淋巴系统三者间的平衡。其中，神经系统和内分泌系统受情绪的影响甚大，如果精神紧张，心情压抑，造成二者功能紊乱，必然"城门失火，殃及池鱼"，后果则是免疫系统功能的削弱。包括音乐、想象疗法在内的心理疗法，有时能使一些肿瘤病人奇迹般地获得痊愈，这正是免疫系统发挥"监察"功能的结果。

很多癌症病人一旦得知自己身患绝症，便不思饮食、悲观失望。而事实上他们的免疫系统仍然存在，并且仍在与癌症进行斗争，关键是需要病人适当地调节，予以支持，这样才能充分发挥机体免疫功能的功用。

故事链接

癌病患者老王自述：得了癌症要积极正确对待

老王今年67岁，几年前被确诊为原发性肝癌、肝硬化、脾大。这个诊断对老王来说简直就是晴天霹雳，老王脑子一片空白，精神上受到了极大的打击，全家人也犹如五雷轰顶。

老王说："刚被确诊的心情实在是难以形容，简直不敢相信这突如其来的事实会是真的，总希望是误诊。就像被宣判了死刑一样，我连续几天几夜未眠，术前甚至把自己的后事都安排好了。”按照医生的意见，老王实施了切除术，25天后进行放疗、化疗。在放疗期间，家人、朋友、医生都给了老王很大的支持，促使老王思想上有了转变。老王开始认识到事已至此，消极、悲观、等待、绝望又有什么用呢？倒不如面对现实，正确对待。在几次化疗期间老王都以积极的心态配合医务工作者，取得了令人满意的效果。坚持用药一年后，经CT、B超检查，各项指标基本正常。为防止复发转移，这几年来，老王一直服用中药，但数量上已经减少，每年只服两个月的药物。回顾老王的病史，老王认为：“得了癌症并不可怕，可怕的是无知和不正确的治疗。正确对待疾病必须走中西医结合的道路，选择科学的治疗方案是战胜癌症的关键！”

在命运面前老王是不幸的，然而在癌症面前，老王却是幸运的。老王依然健在，生活质量也较高，能吃能睡，体重适中，每天运动一个小时，爬山、打乒乓球、步行成为老王每天的“必修课”。除此以外，老王还经常自己驾车游山玩水，或者找朋友聊天，或者练习书法。不认识老王的人见了老王根本看不出他是曾经患过癌症而从鬼门关爬回来的人。凡熟悉并了解老王的人见了老王都向他投来惊讶和敬佩的目光，就连医疗战线上的一些知名专家也不得不承认老王创造了生命的奇迹。

坚强的意志是抗癌的一大动力

当人的生命受到威胁时，人有一种求生的本能。有时，求生意志可以成为决定生命长短、影响生存的关键因素。这里所说的求生意志，并不是指那种盲目的自信心或乐观精神，求生欲望和求生意志不是一回事。求生欲望是一种本性，但求生意志非与生俱来，它受到各种因素的影响。这些因素大致有：

病人的气质和性格对求生意志有很大影响。有的人比较坚强、勇敢、坚韧不拔，能忍受别人忍受不了的痛苦与磨难，因此这些人在抗癌过程中，在别人可能放弃生存斗争的情况下仍能坚持斗争，使治疗取得成功。

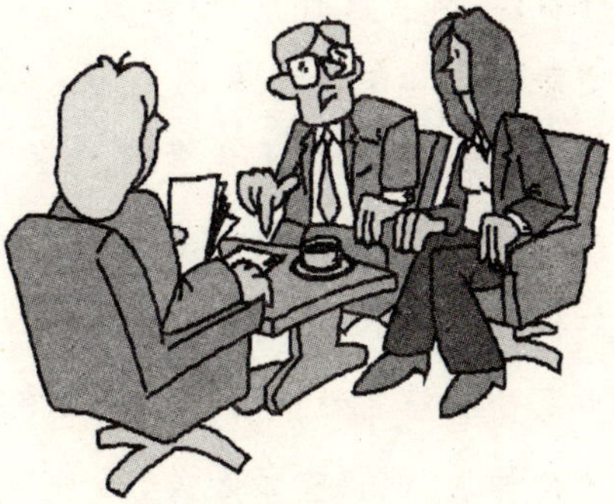

医生鼓励病人

亲友及医务人员的鼓励，将会增强病人的斗争意志。其他病人在历尽艰辛和感到绝望之后最终战胜疾病的事迹，更能鼓舞患者的斗争意志。如果癌症治愈的病人现身说法，可极大地鼓舞正在治疗的癌症病人，在很大程度上提高癌症病人的求生意志和斗争的力量。

病人应使自己成为与自身疾病作斗争的积极参加者，而不是单纯的被治者。当病人面对疾病，如能以进攻的战斗姿态，积极配合医务人员共同与疾病作斗争，将大大提高患者战胜疾病的能力，求生意志也会随之增强。且取得一些治疗效果之后，这种求生意志和战胜疾病的信心就会加倍增强，产生一种良性循环，最终战胜疾病。

故事链接

抗癌英雄谱

被誉为铁人和抗癌英雄的徐州彭城五交化工公司经理韩玉亭，曾动过 14 次大手术，切除过 6 种恶性肿瘤，去掉乳房、子宫和部分肋骨、胃、肺、脾、胰等多个部件，20 余年过去了，如今她还在工作岗位上，顽强、健康、潇洒地活着。她向社会介绍她的抗癌“五心”术，第一条就是信心。

她说："我每次动手术都坚信不会死，我身体很好，能渡过这一关。"有了这种信念，有了这种自信，何愁不会产生强大的精神力量。又如上海民族乐团著名的二胡演奏家闵惠芬，她演奏的《二泉映月》曾倾倒了千万听众。不幸的是，恶性黑色素瘤找上了她。她先后接受了6次手术，15次化疗，在医护人员的精心治疗和鼓励下，她一次又一次击退黑色素肿瘤细胞的侵袭，3次阻断肿瘤细胞的转移。在漫长的治疗过程中，她以坚韧的毅力忍受着癌症带来的种种痛苦和精神折磨。腋下手术后，手不能抬起，臂不能伸展，她仍咬紧牙关，坚持锻炼恢复体力和臂力，为的是有一天能重返舞台。6年后，她的愿望终于实现了。这生命的奇迹，闪耀着人类任何疾病都不能摧毁的意志与信念的光辉。

人们常说："一个人最大的敌人就是自己。""其实谁也没法把你打倒，能打倒你的只有你自己。"所以，即使身患绝症也不要泄气，千万不要说自己不行，要相信自己，只有相信自己才能从不行到行，只有相信自己才能超越自己。

为什么忧虑和悲观是癌症治疗中的绊脚石？

当知道自己患了肿瘤，或者肿瘤已经扩散、转移，有些人往往陷入悲观之中，不愿继续治疗，而这些情绪可能抑制机体对癌症的免疫功能，促使病情恶化。

我国传统医学理论认为，忧思可以导致"气结"，"思虑伤脾"。许多癌症病人一得知自己患了癌症，立即忧心忡忡，这时，食欲会明显下降，全身会感到疲惫无力，干什么事也打不起精神来，有时甚至悲观失望，心灰意冷，丧失了求生的意志，削弱了自身的防御和抗癌能力。如果这一精神状况不能及时克服和纠正，势必影响到治疗。

故事链接

我的心灵自述：精神千万不能垮

10年前我40岁，正值年富力强、事业蒸蒸日上的时候，却被无情地诊断为乳腺癌。委屈、绝望……让我整日以泪洗面，甚至一段时间内，我谢绝与任何人来往，不愿意接受亲友的看望，情绪极度低沉。

治疗中大剂量的化疗更让我苦不堪言，化疗所产生的副作用，几乎使我面目全非，满头的长发一根不剩；严重的呕吐，使我不能进食；身体极度虚弱，走路都要人搀扶。确定四个疗程的化疗，我却连一个疗程都坚持不下来。当时，医生断言：以我目前的状况，生存期也就半年。

就在我精神几乎要崩溃时，我得到了抗癌病友的帮助。他们用自己治病的经历，用癌友们一个个战胜癌症的事例，帮助我走出精神低谷。在大家的帮助下，我开始学习将中医、西医、气功三者结合起来的抗癌健身法，并积极配合医生治疗。最关键的是，在与癌症抗争的10年中，我的心态发生了很大的变化。

我认为，癌症是可怕的，但精神垮了更可怕。在我的治疗和康复过程中，最关键的一条就是要有健康的心理。只要做到以健康的精神为统帅，以自我心理治疗为先导，坚持健身抗癌法锻炼，讲究饮食，注意生活调理，必将会战胜癌症。

“七情”对病人的治疗有哪些影响？

我国古代医学家很早就注意到精神因素在肿瘤和其他疾病发生、发展过程中的作用。“七情”（喜、怒、哀、思、悲、恐、惊）是人的正常情志活动，但如过激则会成为致病因素，而导致人体内气血运行紊乱，引发疾病，如怒则气上、思则气结、恐则气下等。古代医学家也早就指出乳腺癌发病则与妇女长时间的情志不遂、抑郁心情有关；噎嗝病则与暴忧有关等。所以，“七情”过激，也是癌症发病的内因之一。

在确诊为癌症后，病人往往有恐惧、焦虑、悲伤的情绪，会丧失信心，忧虑终日。如果不及时加以纠正，这些情绪势必会影响病人的求生意志，使他们陷入被动无望的境地，导致病情加速发展和恶化。相反，保持乐观的情绪可以帮助治疗，提高治疗效果。所以在治疗上，尤应重视“七情”的影响。

病人应该认识到：面对疾病，要保持健康平稳的心态，认真对待，集中精力去战胜它。

知识链接

有人说人身体的部件或许可以缺，譬如失去一只眼睛或者失去一条健全的腿，但最不能缺的就是信念。

一场突然而至的沙暴，让一位独自穿行大漠的旅者迷失了方向，更可怕的是装干粮和水的背包都不见了。翻遍所有的衣袋，他只找到一只泛青的苹果。“哦，我还有一只苹果。”他惊喜地喊道。他攥着那只苹果，深一脚浅一脚地在大漠里寻找着出路。整整一个昼夜过去了，他仍未走出空阔的大漠。饥饿、干渴、疲惫却一起涌上来，望着茫茫无际的沙漠，有好几次他都觉得自己快要支撑不住了，可是看一眼手里的苹果，他抿抿干裂的嘴唇，陡然又添了些许力量。

顶着炎炎烈日，他已数不清摔了多少次跟头了，只是每一次他都挣扎着爬起来，踉跄着一步步地往前走，他在心中不停地默念着：“我还有一只苹果，我还有一只苹果……”3 天以后，他终于走出了大漠。那只他始终未曾咬过一口的青苹果，已干巴得不成样子，他还宝贝似的拿在手中，久久地凝视着。强烈的求生信念和希望把他拉出了死亡的边缘。

有位诗人说得好："信心是半个生命，绝望是半个死亡。"在生命的旅途中，我们常常会遭遇各种挫折和失败，会身陷某些意料之外的困境。这时，不要轻易地说自己什么都没了，其实只要心头不熄灭一个坚定的信念，努力地去找，总会找到帮助自己渡过难关的那"一只苹果"。握紧它，就没有穿不过的风雨、涉不过的险途。

肿瘤心理康复治疗的方法有哪些？

心理康复治疗的方法主要有四种：

- 暗示疗法。一种古老而确有疗效的常用的心理治疗方法。
- 生物反馈疗法。一种新的心理行为治疗方法，它是通过反馈把人体的某些生理信号，如脑电、肌电、皮电、皮温、血压等，以视觉或听觉信号的形式反馈给病人，然后病人再通过训练和意志来主动控制生理信号的变化，达到治疗的目的。
- 遗忘疗法。
- 怡情疗法。

故事链接

有这样两位癌症患者，一位55岁，一位80岁。55岁的成天念叨自己老了，楼不肯下，电视不愿看，万念俱灰；80岁的老人养鸟种花，天天带着小孙子逛公园、爬山，风雨无阻。结果55岁患者的食管癌日益加重，不久便辞世了；而80岁的老人患了肠癌却依然鹤发银髯，如今100岁了，精神依然很矍铄，爬起山来一点也不比年轻人差。

故事对我们颇有启迪。得了癌症，想和后面那位老人一样健康长寿，最重要的是重新树立自己的生活目标，让晚年生活过得充实而丰富。如继续为社会做点力所能及的事；或去游览世界，体会异域风情，增长见识；

或赋诗作画，养花种草，修身养性；或培养生活新兴趣，参加老年大学的书法、绘画、跳舞、园艺班，让自己的晚年绽放第二次青春。心理上的不服老，能使机体内的免疫系统运转正常或保持旺盛状态，就像《黄帝内经》上所讲的："恬淡虚无，真气从之，精神内守，病安从来？"所以人就能活得长久。

目前最前沿的心理治疗方法有哪些？

近几十年来，心理治疗得到较快的发展，除了一些古老的心理治疗方法如催眠、暗示、支持疗法外，还出现了许多新的方法，如根据行为学理论发展起来的各种行为治疗法、生物反馈法等。现代心理治疗，从形式上看，有个体治疗和集中治疗两种；从进行的方式上看，可以单独使用一种心理治疗法，也可以结合其他物理、药物等疗法，作为综合治疗中的一个组成部分；从内容和种类上看，它包括支持疗法、精神分析法、催眠法、行为矫正法、生物反馈疗法，以及音乐、艺术、运动等。

知识链接

妙不可言的非药物疗法

汉代司马迁的《史记·乐书》记载音乐可以"动荡血脉，通流精神而和正心也"。晋时文人阮籍在其《乐论》中说得更明白："乐者，使人精神平和，衰气不入，天地交泰，远物来集，故谓之乐也。"这些皆说明音乐对人身心健康十分有益。

除了音乐以外，对人体健康最为有益的就是寄情书画和下棋。身患癌症者，由于病魔缠体，常见意志消沉，心情郁闷，忧愁寡欢，悲观失望，少言懒语，或饮食减少，体质渐衰，度日如年，痛不欲生。此时如根据个人爱好，练练书法，学点绘画，或对弈下棋等，则对锻炼身心和陶冶情操均会有所裨益。

琴棋书画，古称“四大技艺”，人人可以操而习之。广而推之，即如其他一些有益身心健康之文体活动，亦可随心所欲而为之，不必拘于一样。那么这些活动益于健康的机理何在？我们认为主要在于通过这些活动，能使人精神达到三方面调整。其一是移情。人生了病，或有了不愉快的事，精神上就会集中于病和对不愉快事情的思考，特别是生了重病，由于精神上紧张思考，常常导致失眠、心跳加快、饮食不思。移情则可以把人的注意力转移到别的兴趣方面去，不愉快的事情就会被忘之九霄云外，这样人的精神就会得到积极修整。其二是怡情。“怡情”就是怡然自得，听听音乐，哼唱一曲，写字画画，对弈下棋，都会使自己心情愉悦。研究证明：人心情愉快，能够使人免疫力增加，进而增加抗病能力。其三是运动身体。写字画画，弹琴下棋都是一种运动量不大的易于操作的运动，其中书画运动还有点类似于气功，要用“内劲”，这类运动有益于气血流通，对祛除疾病也非常有益，这就是中国独有的非药物治病妙招。

想象疗法真的可以治疗癌症吗？

想象疗法，属于心理疗法的范畴，又称“精神性疗法”或“整体机能疗法”，还有人把它称为“精神想象操”。

目前，想象疗法在国外已成为治疗癌症的必要处方，而且收到了良好效果。如美国卡尔·西蒙顿医生运用想象疗法治好了自身的皮肤癌。自1971年以来，他就用编定的“精神想象操”来治疗晚期癌瘤，受治疗的患者每天进行3次想象操治疗。医生让他们闭目静坐，顺着指导语而开始精神想象。这些患者虽临床诊断已明确表明他们的生命不会超过一年，然而，在西蒙顿的整体机能治疗下,其中绝大多数人的生命都延长了至少有20个月以上。另有一位喉癌患者,癌瘤几乎阻塞了她的咽喉,每天只能喝一些果汁,医生已“无计可施”,断言她只能活一两个月。后来,这位患者接受了精神心理学家的建议,采用想象疗法治疗,每天静坐在床上,排除杂念,想象自己体内的白细胞成了骁勇的“战士”,一起集中到喉头将癌细胞恶魔一个个杀死。如此只一个月,病情便有明显地好转,一年之后,癌瘤竟奇迹般地消失了。

据报道,有159名被医生宣布活不到一年的癌症患者,经过想象疗法治疗,大多至少多活了20个月,有25%的患者部分或全部恢复健康。

现代医学心理学研究表明,想象疗法是借助患者的主观意念进行积极的思维和想象,提高了人体的免疫力和抗病力,从而使患者的病症得以缓解或消除。

故事链接

要为自己的生命画一片树叶

只要心存希望,总有奇迹发生,希望虽然渺茫,但它永存人世。

美国作家欧·亨利在他的小说《最后一片叶子》里讲了个故事:病房里,一个生命垂危的病人从房间里看见窗外的一棵树,在秋风中一片片地掉落下来。病人望着眼前的萧萧落叶,身体也随之每况愈下,一天不如一天。她说:“当树叶全部掉光时,我也就要死了。”一位老画家得知后,用彩笔画了一片叶脉青翠的树叶挂在树枝上。最后一片叶子始终没掉下来。只因为生命中的这片绿,病人竟奇迹般地活了下来。

温馨提示

人生可以没有很多东西,却唯独不能没有希望。希望是人类生活的一项重要价值。有希望之处,生命就生生不息!

想象疗法如何操作?

鉴于想象有“越想越像”的神奇功能,美国专家已将免疫系统与癌细胞作战的过程先编制成程序,然后让患者闭目、放松,再按编好的作战程序想象“攻击”细胞。想象疗法方法简单,是一种不需场地与仪器,不需他人协助的“自我暗示(想象)意念治癌操”。这套治癌操共分五步,概要介绍如下:

第一步:放松

要使全身肌肉处于放松状态,让每一块肌肉都松弛下来,不要处于一种僵硬状态,因为当肌肉紧张时,人的注意力就会被干扰。

第二步:入静

此时大脑不要考虑任何问题,使大脑放松下来,做到真正的入静。要做到入静,刚开始可能很困难,患者可放松身体各部分,闭目、舌舔上腭,由头至脚,循序放松全身各部分关节和肌肉。为了测试自己是否放松了肌肉,可以先轻轻地握拳头,以感受肌肉的松弛程度,如此反复,至感受到真正的放松即可。

第三步:聚气

用意念去想象大地充满着激活万物的“生命之气”,而且要将这种具有激活之力的“生命之气”通过想象,慢慢地在头的上方,“集合凝化”在一起,变成一束锋利无比的“激光束”。

第四步:杀癌

通过意念和想象,让这股“激光束”从脑部的百会穴射下来,然后通过想象,让这股“激光束”进入导致自己产生疾病的病源所在处,在“激光束”通过病源的时候由大脑发出指令,杀死癌细胞。

第五步：排浊

当“激光束”“流过”病源，杀死癌细胞之后，通过意念与想象，使其成为一股“浊气”或“浊流”，然后再通过意念和想象，使这股“浊气”或“浊流”“流向”脚下，从涌泉穴排泄出去。

中医学常用的心理治疗方法有哪些？

◎ 情志相胜疗法。根据五行相互制约关系，用一种情志去纠正相应所胜的病态情志并有效地调节由这种情绪产生的疾病，从而达到治疗目的。

◎ 抑情顺理法。指医生用言语或行为解除病人疑虑，使病人通达致病和愈病之理，使其坚持对病态心理作自我抑制，而达到治愈之目的。

◎ 相反情绪治疗法。是指先辨别病态情志的阴阳属性，再设法使病人产生相反属性的情志来制约病态情志。

◎ 激情刺激疗法。用言语或行为骤然激发病人的某种心理产生，使之处于应激状态，借此纠正致病情绪、消除病症的治疗方法。

◎ 言语开导疗法。指依靠医生的威望，运用言语开导影响病人，使其树立战胜疾病的信心。

◎ 假借针药疗法。指假借针灸或药物配合言语诱导，消除致病的心理因素，其实质属暗示疗法。

◎ 改变环境治疗。因环境而致心理改变发病者，改变生活环境后会使病人好转。

◎ 解除心因治疗。指对症治疗，“心病还须心药医”，弄清病因和重复得病的环境与事件，让患者消除疑虑，直面事实，心病可愈，如杯弓蛇影的典故。

◎ 气功吐纳疗法。气功疗法是自我有意识地松弛肌体，宁静思想，意守丹田，调整呼吸，达到自我调整心理、生理活动，防治身心疾病的一种疗法。它是我国独特的一种整合性、传统性心理治疗，包含了西方心理治疗中许多理论和方法。

◎ 其他方法。以上列举之外，尚有行为诱导治疗、动作体位治疗、厌恶反射疗法等借鉴和吸收了现代科学理论的新的心理治疗方法。

气功是中医学的重要组成部分，是中华民族宝贵的文化遗产。气功在医疗保健、防治疾病、强身健体等方面应用广泛，颇受广大群众的欢迎。近年来，气功作为战胜肿瘤的新武器被应用于肿瘤临床治疗及康复，并发挥着一定的作用。气功是一种整体疗法，它能激发人体的潜能，保护和调动机体内在的抗病能力，有扶正固本的作用。它通过意念可调整气机，引导内气循经络通达全身，起到疏经活络、通畅气血、化瘀散结等作用。气功能调节机体内各系统各器官的功能，使消化、呼吸、心血管、神经内分泌及免疫造血系统等功能得以改善和提高。实践还表明某些气功对人的记忆力和智力也有一定的改善。气功的特点还在于它把意念的自我调控与身体的体力锻炼相结合，有静有动，优于一般的体育运动。肿瘤病人习练气功不但可使机体得到锻炼，而且还能诱导精神和神经放松，消除杂念，排解紧张、焦虑、抑郁等不良情绪。

故事链接

有多少快乐，就有多少康复

快乐是抗癌法宝——重庆周婆婆笑傲癌魔 32 年

重庆市大渡口区八桥街 71 岁的周梅珍，先后患卵巢癌和甲状腺癌，做了 7 次手术和 7 次化疗，身上多个器官被切除，成了“空心人”。经历了九死一生，周梅珍最终创造奇迹——笑傲癌魔 32 年，是重庆市癌症康复会已统计到的、身患两种癌的病人中癌龄最长者。周婆婆回顾漫长而不平凡的抗癌经历，总结了7字经验——“快乐是抗癌法宝”。

快乐抗癌　生命精彩

29年前，四川南充年仅27岁的李彬伟被四川某医院确诊为鼻咽癌晚期。医生说他最多只能再活半年。29年过去了，他安然无恙地活着……

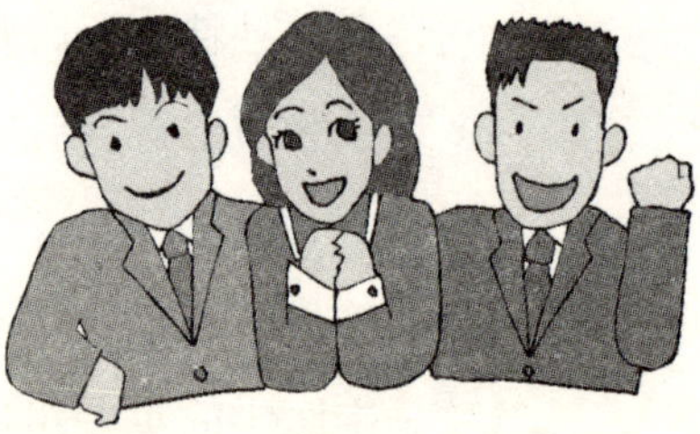

快乐抗癌

八旬老人快乐抗癌

河北保定有一位80岁的李海濂老人，自1963年十二指肠球部患癌以来，至今已经“快乐抗癌”39个年头。他还当起“义诊大夫”，一干就是20年。

“我唯一的爱好就是给人治病，这20年，我每天浸泡在快乐的海洋里，癌魔都不好意思再找我麻烦了。”

六旬老太快乐抗癌18年

陈金和是武汉市青山区钢化新村116社区居民，今年65岁。不久前，她和老伴计划出去玩几天，以庆祝她成功抗癌18年。

陈婆婆笑着说：“快乐，是我的制胜法宝。”

一群癌症患者的生活见证：快乐是抗癌的利器

他们都是西安抗癌俱乐部的会员，因为平时爱好书法，所以聚到了一起学习书法，用书法书写人生。他们也有过无奈、绝望，但最终，他们用自己坚强的毅力和乐观向上的精神创造了一个又一个奇迹。浮现在他们脸上的笑容和认真的神情，让人们看到了他们对生活的热爱和渴望。

放　疗

什么是放疗?

放疗又称放射治疗，是指用放射性同位素的射线或X线机的普通X线、加速器产生的高能X线、各类加速器所产生的电子束、质子、快中子以及其他重粒子等来治疗癌症。一般情况下，绝大多数患者均能承受放射治疗，只要对其适应病种和放射线的量掌控得当，有的病人是可收到一定的短期疗效的。

目前大约60%～70%的肿瘤患者在不同时期，因不同的目的需要接受放射治疗。放疗的方式，根据目的不同有多种形式，如根治性放疗（用肿瘤致死量以全部杀灭恶性肿瘤原发灶和可能存在的区域转移灶）、姑息性放疗（姑息性放疗的目的是缓解不能治愈的病人由于肿瘤生长所引起的症状，以改善病人的生活质量和延长病人的生存时间）、术前放疗（指病人在做手术以前先放疗，提高手术切除率，降低局部复发，提高治愈率）、术中放疗（指在手术当中进行放疗，是治疗某些深部肿瘤的有效措施）、术后放疗（手术后进行的辅助治疗，目的是消灭可能残存的肿瘤组织，防止、降低局部复发的可能性，控制不能切除的或可能潜在的淋巴结转移灶)、加热放疗(指在放疗的同时加热肿瘤组织,以增加放疗的治疗效果、加温方法(微波、射频超声局部加温)、化学放疗(指在放射治疗的同时用小剂量化疗药物起到增加肿瘤对放疗的敏感性,提高疗效)等。

放射治疗短期有效,但放疗造成的损害常是不可逆转的,因此,患者在选择放疗时一定要慎重,否则悔之晚矣。

知识链接

第二次世界大战时期,面对凶残的日本帝国主义者在世界各国发动的疯狂的侵略战争,美国在日本广岛和长崎先后投掷了两颗原子弹,分别导致两个城市8.8万和6万人的死亡,这一巨大打击迫使日本接受无条件投降。那么癌症是人体的顽疾,能否用"核武器"去对待呢?答案是肯定的。放疗其实就是利用与原子弹同一原理的放射性来杀伤癌细胞,只是放射元素不是用铀而是用放射碘和钴之类。放射治疗和原子武器有些相似,虽也能杀伤敌人,但同时杀伤大量的好人,严重的会导致人体死亡。所以,应用放疗,其一,要有针对性,看这种肿瘤细胞对放射性是不是敏感,放了以后敌人不买账或反而发展得更快,就适得其反了。其二,要考虑到患者的身体,如患者不能耐受放疗,勉强放疗则往往会造成造血功能低下,内脏损坏,从而加速死亡。其三,即使癌症能放疗也要考虑放射的量和使用频次,不是用的次数越多越好,用的量越大越好,如果过量了往往会带来严重的后果,放疗就目前看来在治疗癌症中仍不是一种理想的疗法。

哪些肿瘤适合放疗?

适宜放疗的肿瘤有:头颈部肿瘤,如鼻咽癌、声带癌、舌癌、喉癌;消化系统肿瘤，如食管癌、直肠癌；呼吸系统及纵膈肿瘤，如小细胞肺癌及非小细胞肺癌、胸腺瘤；淋巴系统肿瘤，如何杰金氏病、非何杰金氏病；泌尿系统肿瘤，如睾丸精原细胞瘤；妇科肿瘤，如宫颈癌、外阴癌、乳腺癌；神经系统肿瘤，如脑瘤。此外还有皮肤癌、骨肿瘤、视网膜母细胞瘤等。

常用的放疗方法有哪几种？

放射治疗以两种基本方式进行治疗：一种为体外远距离照射，俗称外照射，大部分肿瘤采用这种方法；另一种为近距离照射，包括腔内、组织间及术中置管术后照射等，它适用于前列腺癌、肺癌、头颈部肿瘤、间皮瘤、中枢神经系统肿瘤等。

放疗常用的放射线有哪几种？

临床上常用的放射线有：放射性核素产生的 α、β、γ 射线；深部 X 线治疗机产生的 X 线，分为深部 X 线和浅部 X 线；各类加速器产生的电子线、X 线、中子线等。临床上最常用的放射线为 X 线、γ 射线及 β 射线。

γ 射线，常由钴 -60，铯 -137，铱 -192 等产生。适用于治疗中等深度的肿瘤如头颈部肿瘤等。中子线较多用于治疗表浅的肿瘤如颈淋巴结转移、皮肤癌、乳腺癌或偏心性的肿瘤如胰腺肿瘤、颊黏膜癌等。而各类加速器产生的 X 线根据其能量的高低而适用于不同的肿瘤，既可用于中等深度的肿瘤如头颈部肿瘤，亦可适用于较深部位的肿瘤如肺癌、食管癌及腹部肿瘤等，依病灶的深度而由医生选择。

什么叫根治性放疗?

根治性放疗指应用放疗方法全部而永久地消灭恶性肿瘤的原发和转移病灶。放疗所给的量需要达到肿瘤的根治剂量。对放射线敏感及中度敏感的肿瘤可以用放射治疗根治。并且在这类肿瘤的综合治疗方案中,放疗也起到主要作用。根治性放疗一般用于早期肿瘤,如皮肤癌、鼻咽癌、头颈部肿瘤、淋巴瘤、宫颈癌、前列腺癌等。

什么叫姑息性放疗?

姑息性放疗是指应用放疗方法治疗晚期肿瘤的复发和转移病灶,以达到改善症状的目的。有时将姑息性放疗称为减症放疗,用于下列情况:

- 止痛。如肿瘤骨转移及软组织浸润等所引起的疼痛。
- 缓解压迫。如肿瘤引起的消化道、呼吸道、泌尿系统等的梗阻。
- 止血。如肺癌或肺转移病灶引起的咯血等。
- 促进溃疡性癌灶控制。如伴有溃疡的大面积皮肤癌、口腔癌、乳腺癌等。
- 改善生活质量。如通过缩小肿瘤或改善症状后使生活质量提高。

什么叫三维适形放射治疗?

三维适形放射治疗的精确度非常高。人工手术轻微的抖动范围就可达到 3 ~ 4 毫米,高于立体定向放射误差的 10 倍以上;普通放疗通过单一平面来治疗肿瘤,放射线剂量达到肿瘤致死量时,势必严重损伤包围肿瘤的正常组织；三维适形放射是将所有放射线集中在肿瘤组织上进行精确治疗，对正常组织的损伤极其微小。另外，三维适形放射治疗可以避免种植性转移和血液转移。人工手术在肿瘤切割及拿出过程中，很难保证肿瘤组织细胞完全不脱落，容易把肿瘤种植在正常组织上而形成新的肿瘤。三维适形放射治疗则可避免这样的转移，同时避免手术引起的感染和并发症，以及因开刀给患者带来的痛苦和风险。

故事链接

施某的夫人得了鼻咽癌。他为其多方求治，先是在省城做了手术，术后又加用了放疗。施某以为这下保险了，想不到半年后他夫人的脖子上又长出肿块，急忙到医院检查，诊断为鼻咽癌复发。医生告诉他手术已无法治疗，只能放射治疗，医生为她进行放射治疗 14 次，病情好转。施某心想这下该把癌症打下去了吧，没想到事隔不久，他夫人的另一侧颈部又出现肿块。来到医院检查为鼻咽癌再次复发，于是第三次进行放疗。这次放疗前，施某找到放疗科医生，说："这个病真讨厌，会反复发作，这次能不能请你多加几光，把癌细胞彻底杀灭？"医生先是不同意，后来在施某的强大要求下最终额外多加几光。这次治疗后病人出现一个反应，就是照过光的脖颈处皮肤和下面的肌肉肿胀僵硬，整个脖颈按下去比木头还要硬，变成地道的硬板一块，头连转动都困难。病人先是以为皮肤肌肉变硬总会渐渐消除减轻，没想到一年后变硬的地方越来越硬，而且病人感到整个头颈僵硬，痛苦异常，只希望早点死去。仅是僵硬也就算了，癌症在体内又复发起来，一查白细胞低于 2 000 单位，病人食欲下降，不久因喉部肿胀窒息而死亡。施某以为多用放疗能救治他的夫人，想不到帮了倒忙，反而促使了他夫人的早逝。所以放疗的使用千万不能想当然，一定要根据病情适当使用，并在其他疗法能解决的情况下，尽量少用或不用放疗。

放疗时体位有哪些规定?

在确定患者治疗体位时,首先要根据治疗技术的要求,选择恰当的体位固定装置,让患者在一个较为舒适、易于重复的体位下去接受治疗。例如,对于前野和侧野治疗一般采用仰卧位,后野治疗可以考虑俯卧位,而两野交叉治疗中耳癌时可以考虑侧卧位,纵膈癌时采用坐位为好,宫颈癌治疗有时要考虑产床位,对于全身白血病治疗则有时要考虑站位或侧卧位。

放射治疗中应注意什么?

- 放疗的副作用轻微,和化疗相比小得多。
- 治疗前所确定的照射部位,切不可自行描划或更改,以免漏照肿瘤组织、伤及健康组织。
- 治疗中心保持照射野在体表标记的完整、清晰,否则应及时找主治医师确定体表标记。
- 照射时病人要按医生叮嘱,摆好姿势。
- 摆完照射部位后,切不可自行移动所照部位,因有时自觉有症状的部位,不一定就是肿瘤所在部位。
- 治疗过程中不可自行用药。

放射治疗后应注意什么?

放射治疗后可出现全身反应,如乏力、食欲差、恶心、呕吐等,有的逐渐好转，有的要很长时间才能消失。因此病人在放射反应恢复期间应增加营养，适当增加高蛋白食物及富含维生素 B 或维生素 C 的食物，饮食宜软或流质，应易于消化，多注意休息，避免太多体力消耗。

放疗后的皮肤、黏膜等损伤该怎么办？

- 在皮损处予以扑粉或炉甘石洗剂，继发感染者可涂 1% ~2% 龙胆紫或百多邦软膏。继发念珠菌感染，可用龙胆紫或抗真菌药。
- 夏天一天可以洗澡 1 ~2 次，注意勿用碱性肥皂；洗澡后在褶缝处用细布将水分吸干，扑以无刺激的扑粉或爽身粉。

怎样防治头颈部放疗后的口渴？

对某些头颈部肿瘤进行放射疗或化学治疗时，可能破坏部分唾液腺，使唾液腺肿痛，唾液分泌减少，患者因此会觉得嘴巴异常的干燥，连说话、吃东西吞咽食物都会有困难。因此，在为这类患者烹调食物时，尽量以炖、焖、煮、蒸的方式，并多放些水，使食物软化且含水量较多。饮食中宜增加一些滋阴生津的甘凉之品，如藕汁、梨汁、甘蔗汁、荸荠、枇杷、猕猴桃等。

太甜或含咖啡因的饮料，如可乐之类，会让患者更加口渴，应尽量避免饮用。此外，吸烟、喝酒会加重口干的症状，因此患者应戒烟、戒酒。

故事链接

王老五患了鼻咽癌，医生为他手术治疗后，即予以放射治疗，放射治疗 20 次后，王老五不仅感到身体虚弱，而且感到最大的痛苦是口咽鼻部干燥难捱。他除了白天要不断喝水外，夜里也要多次起来饮水，平常喝水后能解渴，现在喝后依然干燥。于是他想了一个办法，索性用一个有盖的水壶挂在身上，随干随饮。还有一个痛苦是有时肚中不渴，因为口干，饮了一肚子水，口中干燥仍不能解除，于是，他跑去问医生。医生告诉他，人体口腔鼻咽部有很多腺体，这些腺体就像一个个泉眼，不断把水液分泌出来，所以正常人口咽部不会干燥。但当这些腺体萎缩或堵塞时，口咽部水液没有来源就干了起来。由于使用了放射线治疗，放射线在杀伤癌细胞的同时把口咽部的腺体也给毁了，这“泉”再也不流水了，所以口咽部出现干燥。医生还告诉他，由于放射线对腺体的破坏多是永久性的，所以患者的口干大多终生不得解决。因此作为负责任的医生，应慎用放疗，病人也应知情，不要轻易接受放疗。放疗不仅有许多严重的副作用，还会因过度治疗导致死亡。

放疗期间怎样调节饮食？

古人云：民以食为天。人体生命的维持要靠饮食。得了癌症，不断生长的癌细胞消耗了大量的营养物质，加之治疗时放射线对口腔黏膜唾液腺的损伤和放疗后引起的恶心、呕吐、味觉异常等，均可影响食欲，严重者可导致营养代谢紊乱。合理的膳食能增加机体对放疗的耐受力和免疫力，减缓或抑制肿瘤的发展，有利于顺利地完成放射治疗。故应多进食营养价值高、氨基酸较齐全、配伍比例好的蛋白质，如蛋类、鱼类及动物的瘦肉类。宜多食新鲜蔬菜、水果、大豆及其制品、花生、香菇、西红柿、柑橘等。戒烟酒及辛辣食物，不食烟熏、油炸、火烤、腊制腌制菜，自觉改变不良生活方式及不良嗜好，克服各种不适反应，坚持进食，保证放疗按计划完成。

放疗期间为什么每周要查一次血常规?

放疗可引起病人血液系统较多变化,这主要由放射线抑制骨髓的造血功能所致。这与接触放疗的剂量、次数、照射面积有关,辅助化疗增敏亦与抗肿瘤药物副作用有关。因此放疗病人每周应化验血常规1次,根据不同症状及时对症处理,如口服维生素、利血生、复方阿胶浆等,必要时输成分血和升白细胞治疗。

故事链接

某中学的胡校长是一位肺癌患者,由于肺癌是晚期,又处于靠近气管的肺门部位,手术无法切除,于是他听从医生的建议,先化疗。结果化疗多次,癌肿缩小不明显,于是医生就改用放射治疗。放射治疗十多次后,肿块是小了一点,可胡校长却感到咳嗽难捱,怀疑是不是其他地方有转移,于是进行肺部拍片检查。结果肺部肿瘤转移未见,却出现了肺部炎症。于是医生又给他用抗生素,不仅口服而且静脉给药,连用多少天,可是咳嗽一点没好,医生只能请求有关科室专家会诊,会诊结果胡校长患的是放射性肺炎。什么是放射性肺炎呢?就是这种肺炎不是由病菌感染引起,而是由于放射线把病人的肺"烧灼"坏了引起的。目前对待放射线烧伤引起的病症,西医还没有对症的药物,中药虽能改善一点症状,但见效极其缓慢。胡校长在走投无路的情况下,只好求治于中医。目前已治疗存活6年,肿瘤虽得到控制,但咳嗽仍然没有停歇。所以提醒肺癌患者在接受放疗时,一定要慎重决定。

化　疗

什么是化疗？

肿瘤化疗是应用化学药物(常配合用激素类药)治疗恶性肿瘤。抗癌药物进入体内后很快分布到全身,既可杀灭局部的肿瘤,也可杀灭远处转移的肿瘤,因此化疗是一种全身治疗。化疗的效果取决于肿瘤的类型和病况,有的可治愈,更多的是抑制肿瘤生长和扩散。化疗是某些肿瘤唯一可选择的治疗方法。更多情况下化疗是与手术切除和放疗相配合。

化疗药物可以以片剂的方式服用,也可以采用经肌肉注射或皮下注射,还有脊髓腔内注入(鞘内注射),更常用的是静脉注射。静脉注射可在数分钟内完成,也可放在大容积的液体内滴注数小时。有时数种药物同时应用。

哪些患者适合化疗？

化疗是利用化学抗肿瘤药物治疗恶性肿瘤的主要手段。主要适用于对抗癌药物敏感性肿瘤及身体状况良好者,但化疗药物毒副作用较大,主要表现有恶心、呕吐、脱发、白细胞减少等。一般来讲,6 岁以下的儿童不适合化疗。另外,年龄在 65 岁以上的人也不宜化疗,因为这时候人向老年期过渡,细胞代谢功能存在一定的障碍,化疗给老年人带来的损伤远远高于年轻人,其副作用对老年人的损伤很难得到恢复。最适合化疗的是低于 65 岁的人群,因其对化疗有一定的承受力。化疗对癌症的病种有一定的选择性,如小细胞肺癌、恶性淋巴瘤、急性淋巴白血病等适合化疗。不少肿瘤对化疗不敏感,用了反而会导致肿瘤进一步发展、扩散,后果不佳。化疗一般适合中期和中晚期的肿瘤患者,而对早期的肿瘤一般选用手术切除,然后进行中医治疗。

化疗对哪些恶性肿瘤效果明显?

通过化疗可以治疗的肿瘤有:绒毛膜上皮癌、睾丸精原细胞瘤、恶性淋巴瘤、儿童急性白血病、横纹肌肉瘤、神经母细胞瘤、肾母细胞瘤。这些肿瘤对化疗药物敏感,治愈率在 30% 以上,如病变尚早,治愈率可达 90% 。通过化疗可延长生存期的肿瘤有:急性粒细胞白血病、成人急性淋巴细胞白血病、小细胞肺癌、骨肉瘤,它们的治愈率在 5% ~30% 。也有些肿瘤虽然不能被化疗治愈,但化疗可使病人症状得到一丝缓解,如晚期癌症引起的疼痛。有些癌症由于压迫器官影响人体的某些功能,可以用化疗临时救急。

化疗前为什么需要明确肿瘤的细胞类型?

因为现有的化疗药物中绝大多数“敌我不分”,在杀伤癌细胞的同时,对机体内继续繁殖的正常细胞也有毒害作用,因此化疗可造成身体各脏器（如肝肾）、各系统（如造血、中枢神经系统等）不同程度的损伤。虽然化疗造成的损伤在停药后一般能恢复正常，但化疗药物的不良反应还是远远大于常用的抗感冒、退热消炎药，因此化疗既不能作为预防运用，也不可用于诊断性治疗。为了避免给非肿瘤病人带来不必要的痛苦，要在化疗前取得病理组织学或细胞学证据以便明确诊断。

常用的化疗药物有哪几类？

临床抗肿瘤化疗药物很多，目前一般有三种分类方法：

一是传统分类方法，即根据药物的来源和化学结构，分为烷化剂、抗代谢药、抗癌抗生素、植物类、激素类和杂类等。

二是根据药物对细胞增殖动力学的影响的不同，分为细胞周期特异性药物和细胞周期非特异性药物。

三是根据疗效机理，分为直接作用于肿瘤细胞本身的药物和通过增强机体的免疫功能或内分泌系统等间接起效，如扶正中药、免疫刺激剂、激素等。

化疗在临床应用中有哪几种方式？

- 根治性化疗。对化疗敏感，可治愈或完全控制的肿瘤，用根治性化疗疗效与剂量强度密切相关。

- 辅助化疗。指采用有效的局部治疗后，通过化疗消灭可能的微小转移灶，防止复发转移。

- 新辅助化疗。一般是在手术前给予2～4个周期化疗，以后再手术或放疗。新辅助化疗有以下优点：消灭微小转移灶；有可能防止耐药细胞株的形成；能使肿瘤缩小，便于手术；化疗后临床和病理上的反应情况可判断预后，并为进一步选择合适的治疗方法提供依据；降低肿瘤细胞的活力，减少远处播散的机会。

姑息性化疗。对于晚期或播散性癌症患者，通常缺乏其他有效的治疗方法，一开始就采用全身化疗，但姑息作用是有限的，近期的目标是取得缓解。

补救化疗。一线化疗方案失败，需换用其他的二线、三线化疗方案。

局部化疗。包括肿瘤局部的动脉内注射、应用小型灌注设备来进行区域灌注及腔内注射等，近年来许多学者将其划归介入治疗范畴。

什么是化疗的周期与化疗疗程？

在现代肿瘤化疗中，通常是采取联合化疗方案。一般来说，对实体瘤的化疗，根据化疗药物毒副作用及人体恢复间歇期将 21 天或 28 天规定为一个周期，2 ~ 3 个周期为一疗程。

化疗时可以用其他药物吗？

由于一些药物可以干扰化疗的效果，因此在开始化疗之前，应将自己所用的药单给医生看，包括泻药、感冒药片、止痛药和维生素片。医生会告之在开始治疗之前是否停止服用这些药物。开始治疗后，服用任何新药或停用已在服用的药物必须让医生检查。

化疗期间可以上班吗?

通常说来,化疗期间是不能上班的,但可根据身体情况做适当的锻炼,如散步、打太极拳等,也可以看看报纸、听听音乐。

化疗需要持续多长时间?

化疗常按疗程给予,疗程可有间歇期,以便正常细胞得到恢复。间歇期为一周或数周,取决于药物的类型或药物的应用。疗程数量取决于治疗类型和治疗目的(治愈或控制癌症)。

化疗是否会产生疼痛?

一般来说化疗是无痛的,一些药物静脉输注时可有灼痛感。如果发生这种情况,应立即告诉护士或医生,因为药物泄漏会损伤静脉周围的组织。化疗常可在门诊进行,患者不必在医院过夜。

化疗病人的饮食该如何安排?

化疗前均衡饮食,每日饮食中应包含谷薯类(米饭、面食)、蔬菜水果类(600~800 克)、肉禽蛋类(瘦肉、鸡肉或鱼肉 50~100 克,鸡蛋 1 个)、豆制品类(50~100 克)以及油脂类(约 25 克)五大类食物。每日 4~5 餐,加餐以水果为主。

化疗开始的 24 小时内尽量不要吃自己平时喜欢吃的食物,因为这样会影响以后对这种食物的感觉。饮食要求为低脂肪、高碳水化合物、少量优质蛋白质。每天饮食应少油，以谷类、蔬菜、水果为主，配以容易消化的鸡肉、鱼肉和鸡蛋等，可以适当补充蛋白质粉（大豆或蛋清）。如果治疗反应较重，饮食以流质为主，可用菜汤、米汤、果汁及一些要素饮食。滋阴健脾粥，可缓解化疗期间食欲不振、口干、乏力等症状，制作方法是把桂圆20克、莲子20克、山药50克、薏苡仁50克、粳米适量，加水煮粥。

化疗后身体较虚弱，宜选择营养丰富且易于消化的食物，如稀饭、面包、馒头、包子、鱼肉、鸡蛋、鸡肉、煲汤、土豆、香蕉、果酱等。也可以采用大枣龙眼枸杞粥进行食疗，该疗法具有健脾补肾、填髓生血的功效，适合化疗后血象降低的患者。制作方法是把大枣10枚、龙眼肉15克、枸杞子15克、薏苡仁100克、冰糖10克，加水煮粥。

故事链接

张大山得了肠癌，手术以后身体有些虚弱，家里人开始为他进补。他夫人到集市上特地买了多只草鸡，天天煨汤给他喝。一天大山的朋友来看望，问其饮食情况，大山说我每天都喝草鸡汤。朋友惊讶地说："这怎么得了，生癌的人都不能吃鸡，因为其他动物都不会生癌，只有鸡会生癌，所以吃鸡最易促使癌症复发，要吃最好吃甲鱼和鸽子这一类东西。"大山一听，吓了一跳，从此不再吃鸡，改吃甲鱼和鸽子。

吃了一段时间后，大山肚子胖了起来，并出现大便不畅、两腿发软的现象，甚至还出现大便出血。他马上来到医院检查，一检查发现肠癌复发。他开始埋怨老婆，为什么当初拼命让他吃鸡。其实他老婆完全是好心，也并非患了癌症就一定不能吃鸡，问题是患了癌症后应当合理饮食。患癌症的人并不是人人身体亏虚都要补，有些癌症如肠癌等，大多数由于平时饮食吃得太好，肉类奶类吃得太多，蓄积在肠内产生内热和毒素而诱发。如西方人以食肉食奶为主，肠癌发病率就远远高于素食为主的国家；

上海副食品消费居全国前列，牛奶的消费量更是在国内首屈一指，同样肠癌发病率也高居全国前列。对于小张这类人，就不一定要补，而是进行体内垃圾清理才对，所以中医治疗这一类病，大多运用驱邪法。癌症病人经手术、化疗、放疗后，大多消化功能薄弱，饮食应以易于消化的食品为主。正因为如此，医学界主张，癌症病人饮食应以清淡为主，其中以菌类食品为最佳，因为菌类含有多糖的物质，利于预防、抑制癌症，如香菇、草菇、鸡腿菇、鲍鱼菇、猴头菇等，其中以野生山菇最佳；其次还可以吃些鱼类、豆制品和新鲜蔬菜，蔬菜以无农药化肥天然生长为佳。至于鸡、甲鱼、鸽子等不是不能吃，而是根据身体状况，如果平时吃鱼、肉、奶等类蛋白质太多，肚子偏大、身体偏胖、内热偏重者，就应尽量少吃或不吃这类高蛋白食物。如果身体瘦弱，平常以素食为主，内热不重，就可适当吃一些这类食物，但即使能吃也要少吃，不能天天都吃。

大剂量化疗病人应注意什么？

接受大剂量化疗的病人应注意以下几点：

- 水化。水化是指给患者足量液体，一般 2 000 ~ 2 500 毫升，以矫正由于呕吐等反应所致的脱水，还需每日增加饮水量 5 000 毫升以上，使每日尿量不低于 3 000 毫升，促使代谢产物尽快排出体外以减少对肾脏的毒性。
- 应用解毒剂。大剂量异环磷酰胺治疗的病人在开始治疗前和治疗中分别应用美安解毒，氨甲喋呤常规应用甲酰四氢叶酸钙解毒，以减少毒副反应，提高疗效。
- 异环磷酰胺可引起严重的胃肠道反应，因此，在用药期间要注意调节饮食。

◉ 为减少氨甲喋呤所造成的口腔黏膜损害，一般服用复合维生素 B、维生素 B_2 等，同时注意不要吃刺激性和太硬的食物以免加重症状。

◉ 定期复查血常规。化疗常致骨髓抑制、白细胞和血小板下降最明显。当白细胞低于 1.0×10^9/升时，应注意保护性隔离，避免感冒，以免继发感染。

化疗药物有何毒性反应?

现用于临床的抗肿瘤药物有 60 余种，但多数缺少选择抑制肿瘤的作用，在杀伤肿瘤细胞的同时，对增殖旺盛的正常细胞如造血系统、胃肠黏膜上皮、毛囊和生殖细胞等都有影响，并且在出现疗效的同时，常伴有不同程度的毒性反应。

组织坏死

有些抗肿瘤药物对局部组织有强烈刺激作用，如不慎注入皮下，可引起组织坏死、剧痛，甚至经久不愈。

栓塞性静脉炎

注射方法不当常引起静脉炎，以致血管变硬、血流不畅，甚至闭塞，影响化疗顺利进行。

胃肠道反应

多数药作用于延脑呕吐中枢化学感受区，对胃肠黏膜上皮有抑制作用。接受化疗的病人常有食欲减退、恶心、呕吐、腹痛、腹泻等胃肠道反应，严重时可出现肠黏膜坏死、脱落，以致造成大出血、穿孔。

骨髓抑制

大多数抗肿瘤药物对骨髓有抑制作用，病人常有白细胞下降，血小板减少，进而影响机体免疫功能。

口腔黏膜反应

抗代谢药，特别是大剂量应用时，常引起严重的口腔炎症，表现为充血、水肿、炎症、溃疡形成。

皮肤反应

氨甲喋呤、6－巯基嘌呤、甲基苄肼等常出现不同程度的皮肤反应。

脱发

因毛囊上皮生长迅速，对化疗敏感，脱发常见于阿霉素、氨甲喋呤、更生霉素的应用。治疗前应向病人做好解释，以消除病人的精神压力。

肾脏毒性

多数抗肿瘤药物都由肾脏排出，当大剂量应用时，因其代谢产物可溶性差，在酸性环境中易形成黄色沉淀物，加上化疗病人由于瘤组织迅速崩解，易产生高尿酸血症，严重时可形成尿酸结晶，堵塞肾小管，导致肾功能衰竭。

化疗药物引起的局部组织坏死怎么办？

很多化疗药物如阿霉素、丝裂霉素、诺维苯等有刺激作用，注射时不慎漏于皮下，轻则局部疼痛、肿胀，重则局部溃烂、坏死。当发生化疗药渗出时，除使用局部封闭外，再外敷中药如龙珠软膏、如意金黄散、三黄粉等，能迅速减轻反应，促使创面愈合。

如何防治化疗引起的消化道反应？

化疗期间，药物在杀伤肿瘤细胞的同时，难免会使正常的细胞受到一定损害，产生相应的毒副反应，如免疫功能下降、白细胞减少、消化道黏膜溃疡、脱发等。此时，病人宜补充高蛋白质食品，如奶类、瘦肉、鱼、动物肝脏、红枣、赤豆等。如出现食欲不振，消化不良，可增加健脾开胃食品，如山楂、白扁豆、萝卜、陈皮等。据报道，化疗用药当天，把早饭提前、晚饭拖后，拉开反应时间，可避免或减轻发生恶心、呕吐等消化道反应。另外，曾有报道，呕吐与胃充盈度有关，根据胃完全排空需要4～6小时的特点，化疗患者早餐可进食清淡的食物，食量为平时的1/2，3～4小时后进行静脉化疗，可有效地减轻化疗所致呕吐的症状。此外，中药在治疗化疗所引起的消化道反应方面有非常明显的效果。

如何防治化疗引起的中毒性肝炎？

中毒性肝炎表现为肝肿大，肝区疼痛，甚则出现黄疸，以及肝功能改变。中药灵芝对多种理化及生物因素引起的肝损伤有保护作用。无论在肝脏损害发生前还是发生后，服用灵芝都可保护肝脏，减轻肝损伤。尤其是慢性肝炎，灵芝可明显消除头晕、乏力、恶心、肝区不适等症状，并可有效地改善肝功能，使各项指标趋于正常。

中医学认为中毒性肝炎属于邪毒郁肝，疏泄不及，治宜疏肝利胆，清热利湿。常用方剂为茵陈蒿汤加减：茵陈、大黄、丹参、栀子、丹皮、柴胡、白芍、郁金、虎杖、猪苓、田基黄、五味子。若体虚甚，可酌加黄芪、太子参。

另外，黄酮类化合物有很强的保肝作用，临床上用以治疗急、慢性肝炎，肝硬化及多种中毒性肝损伤等，均能取得较好的效果。中药葛根、松针都含有大量的黄酮类物质。

故事链接

小傅的妹妹三十多岁就患了乳腺癌，医生先是为她手术治疗，右侧乳房全部切除，又进行淋巴清扫，继之进行化疗。由于考虑到病人年轻，医生化学药物用量比较大。几个疗程以后，小傅发现他妹妹眼睛和全身皮肤发黄，找来医生，医生说这是黄疸，是肝炎的征兆，得赶快检查肝功能，一查果然肝功能不正常，转氨酶高达1 000单位以上，医生说这是病人化疗后抵抗力低，感染了病毒性肝炎，于是加用保肝和治疗肝炎的一类药物进行治疗。过了一个多月时间，小傅妹妹的黄疸渐渐退了，人也有点精神了，查肝功能也基本正常了，于是休息几天，又上第二疗程化疗。刚用上化疗不久，病人又出现黄疸，并且出现腹水，肚子变大，食欲不振，肝区疼痛。医生又再次用保肝和治疗肝炎的药，可这次黄疸不减，腹水越来越重并渐渐神志迷糊不清。小傅发现妹妹这次病情不妙，要求医生会诊。经多名专家会诊后，诊断为化疗药物引起的中毒性肝炎并且出现昏迷，病情危急，于是组织抢救，终因病情严重而死亡。其实化疗引起肝脏损害，造血系统损害是极其常见的，如能早期发现，及时停药，后果还好，如不能发现，反而误诊为他病，往往会酿成严重后果。小傅的妹妹在第二次出现黄疸时，曾予以七型肝炎病毒检查，均是阴性，这证明她第一次出现黄疸时，就是肝脏中毒引起的肝炎所致。热衷于化疗征服癌症的医生和接受化疗的病人，当从这个事件上吸取教训才是。

为何化疗会引起皮肤、爪甲变化和脱发？

抗肿瘤药物在杀伤肿瘤细胞的同时常伴有不同程度的毒性反应，特别是氨甲喋呤、6－巯基嘌呤、甲基苄肼等常出现不同程度的皮肤反应。因毛囊上皮生长迅速，对化疗敏感，因此化疗过程中常引起脱发，脱发常见于阿霉素、氨甲喋呤、更生霉素的应用。

脱发和皮肤反应并不是所有的病人都会出现，即使出现也不必过分担忧，因为一般病人停药后，脱掉的头发会重新长出，皮肤的红斑、皮疹和色素沉着也会好转或消失。

手　术

哪些肿瘤患者适合手术治疗？

手术是治疗肿瘤的最有效和最普遍的方法之一。在治疗早期没有转移和与重要脏器及大血管无严重粘连的肿瘤方面效果较好，但中晚期效果则不如早期。只要有可能切除的肿瘤，临床上都应当首选手术治疗。然而并不是所有的肿瘤都能手术治疗，也不是所有的肿瘤患者都能承受手术治疗。实际上有相当一部分肿瘤不能或没有必要施行手术。这与肿瘤生长的情况、患者的身体状况、当地医院的医疗水平及外科手术的局限性等因素有关。肿瘤患者是否能够进行手术治疗，取决于他是否符合手术适应症及有没有手术禁忌病。

什么肿瘤不宜手术？

不适合手术治疗的肿瘤可能是以下几种情况之一：

- 非实体瘤或全身性肿瘤的患者，如白血病、恶性淋巴瘤、骨髓瘤等。

- 晚期肿瘤病人有恶病质、严重贫血、脱水及营养代谢严重紊乱，且无法在短期内纠正或改善者。
- 肿瘤病人因合并有严重的心、肝、肾、肺等疾病，或有高热、严重传染病等而不能耐受手术治疗者。
- 肿瘤发生全身广泛转移，手术治疗已经失去治疗价值。
- 肿瘤发生部位手术切除比较困难者，如鼻咽癌、食管上段癌、舌根癌等。
- 很早就容易发生转移的肿瘤，如肺部未分化小细胞癌，多不主张手术治疗。
- 肿瘤向四周浸润性生长、边界不清，手术无法切除干净者，如扁桃体癌、胰腺癌等。

故事链接

最近王林一直大便不通、肚子腹胀，检查发现为胃癌晚期，癌症已在腹腔广泛转移。医生建议：病人已失去手术机会，只能采取化疗姑息保守治疗。这时正好有一位熟人来看望王林，对他说："癌症还是以手术切除为好，我有一个亲戚就是在北京手术治好的，这个医院我有关系，能不能到北京再去看一下。"王林听了他的话，要求转院治疗。来到北京，医生诊断和上海一样，而王林和家人及这位来看望他的熟人，却要求医生尽量能给他手术治疗。医生在多方关系的推动下，同意给他手术治疗，腹腔打开后发现，腹中肿瘤长得已经使脏器破溃流血，用医生的话说，其状如同一肚子西红柿蛋花汤。肿瘤切除是不可能了，于是只好把剖开的腹腔缝合起来。王林开刀后不久，就死亡了。

王林的死告诉人们：西医的癌症治疗方法虽有手术、化疗、放疗等多种，但应根据病情合理选择，千万不能根据所谓经验和传说去强求医生；医生也应提高医疗技术，根据病人实际情况采取治疗，以病人生命为重。

什么叫根治性手术?

根治性手术是指切除肿瘤以后,在被切除的标本中,经过显微镜观察表明并未在体内遗留有残余的癌组织。这就要求在手术时,需把肿瘤的全部以及肿瘤所在器官或组织的大部分至全部,连同该部位周围的淋巴结转移区,作为一整块一并切除。这种手术适于肿瘤局限在某部位生长而没有远处转移的病人。

什么叫姑息性手术?

姑息性手术是以切除全部或部分病灶、减轻症状、减少痛苦为目的的手术。能够使患者减轻症状、提高生活质量,延长生存期。对采用姑息性切除术患者,手术仅作为综合治疗的一部分,手术前后的多学科综合治疗才能最大程度地提高癌症的长期生存率。

什么叫淋巴结清除术?

肿瘤用外科治疗除了切除肿瘤病灶外,还应包括清扫区域淋巴结的操作,这部分称作淋巴结清除术。切除肿瘤病灶加上清扫区域淋巴结就称为根治性手术。

肿瘤病人手术前需要哪些治疗?

某些癌症术前可用化疗治疗以缩小手术范围,如早期乳腺癌患者和局部晚期乳腺癌患者术前化疗赢得了接受保乳治疗的机会,使乳腺癌病灶缩小,提高了保乳手术的成功率,患者生存率和生活质量也大大改善。

手术前也可给予肿瘤患者以中医药调理,目的是纠正患者阴阳失调,强壮身体,以扩大手术适应症,减少手术的并发症及后遗症。术前还可给予中医药抗癌治疗,抑杀癌细胞,增强患者免疫力,术前控制病情发展,术后有利于身体恢复。术前的中医药调理应根据肿瘤的种类,以辨证施治的方法进行。

癌症转移或复发后还能不能再作手术治疗?

若肿瘤发生全身广泛转移,手术治疗已经失去治疗价值。但为减轻病人痛苦,维持营养和延长生命,可以只切除部分肿瘤或做些减轻症状的手术,如造瘘术等。

癌症复发若想用手术治疗,需要病人身体条件较好,并且没有扩散转移。手术切除后,仍有较高的治愈率。

肿瘤病人手术后消化功能如何恢复?

早期活动可使全身各系统的代谢加强,改善支配内脏的植物神经功能,降低交感神经的兴奋性,加速胃肠道运动功能的恢复。在术后早期有计划地、循序渐进地进行局部及全身活动,对肠蠕动的恢复有明显的促进作用。另外,术后适量的运动锻炼除了能够提高机体耐受力外,还能在精神、心理上起到调护作用,使体质与心理活动互相促进,形成恢复期的良性循环,促进全身各系统功能的恢复。

手术后可以工作、运动和饮酒吗?

手术后能否工作或做运动完全取决于手术的性质和病人的个人情况。例如手术的部位、手术后的复原时间以及患者的体质、年龄等。若以上情况不同那么结果会有区别,但原则上出院后一般可以开始工作,并可做些运动。比如说,肺癌患者术后 2 周一般就可以出院,在家调养 1 周后年青体质好的患者就可以重新开始工作了。

对于老年人手术患者或是一侧肺叶切除的患者,由于呼吸功能减退,必然会限制人体的运动范围和运动量。这样的患者常见上下楼梯等运动时会感到气短、气急,工作和运动会受到一些限制。因此这一类患者应该根据自身的疲劳程度适当加减运动量。同时也需要经常和医生联系,多听听医生的指导和意见而行事。

有些患者平常喜欢喝点小酒,这类患者往往会顾虑癌症术后是否还可以饮酒。患者之所以接受手术也是希望治愈疾病,更愉快地生活。西医认为少量饮酒没有什么关系;中医则主张禁酒,因为酒性热可以动血动火,即使饮也要视个人的体质和饮酒习惯而定,应根据自己的情况适可而止。而喉癌、食管癌、胃癌、肠癌患者均须禁酒。

手术切除了大部分肺组织的肿瘤患者,手术后肺功能就比较差,外出远游还应尽量避免,特别是尽量不要坐飞机远游。因为飞机内的气压只控制在正常气压的 80% 左右,肺功能不良的患者,应想到会有出现肺功能障碍的可能性。除此之外的患者,只要是体力恢复到正常,完全可以像平常一样出门旅行。

长了黑痣一定要切除吗？

在没有黑痣恶变征兆的前提下，一般的黑痣不需治疗。如从美容角度考虑非要治疗，应审慎选择恰当的治疗方法。一般来说，应首选手术切除方法，并且切除范围应略大些。另外，除了皮内痣及混合痣可以酌情采用冷冻、激光等治疗方法外，交界痣原则上一律采取手术切除法治疗。需要特别说明的是，有些黑痣由于临床上治疗不恰当而导致了恶变的发生。另外，如果出现上述恶变征兆，应立即到正规医院进行相应的治疗。

故事链接

小张今年24岁，是村里远近闻名的美女，自己也对容貌颇为满意，唯一不满意的就是嘴角旁的黑痣，每每看到总觉得甚为碍眼，遂于当地小镇上的小诊所挑取切除。半个月后，小张发现原来黑痣的地方表面结痂，有出血、溃烂、红晕等症状，去医院检查被告知已患上黑色素瘤，这是一种很难治的癌。黑痣是人体一种由痣细胞组成的赘生物，在一般情况下，没有特殊变化，不需要处理。青年人千万不要为了形象美丽，而盲目地选择个体游医用针挑或用酸碱腐蚀，有的甚至自行挑取。这样做其实是很危险的，容易造成感染，或激发痣细胞转变成恶性黑色素瘤。专家提醒，黑痣如果挑取不当会发生恶变，转变成恶性黑色素瘤，因此提倡人们到正规医院诊治。

患子宫肌瘤是否要切除子宫？

子宫肌瘤是妇女的常见病，发病率较高，30岁以上妇女患此病者占20%。它是由增生的子宫平滑肌细胞和纤维结缔组织组成，属良性肿瘤，恶变的机会极少。因为子宫在女性内分泌代谢中有着重要的作用，所以是否切除子宫，须慎重考虑。如果肌瘤不大，没有症状或症状轻微，可定期检查、观察变化，视情况决定治疗与否。

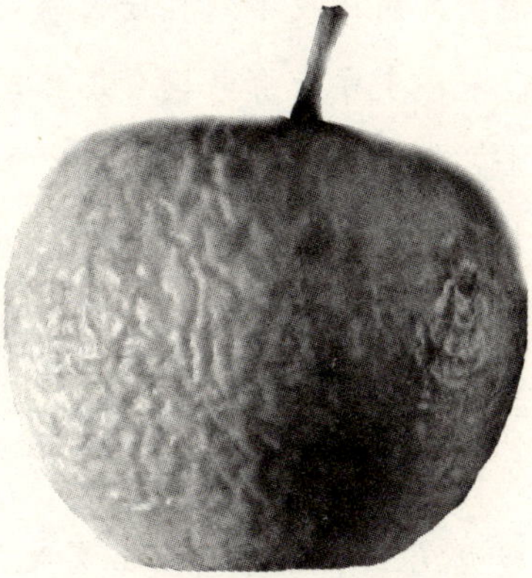

类似切除子宫、卵巢后的衰老

症状不重的年轻患者，应尽最大可能保守治疗。如不能自然怀孕，可做手术摘除肌瘤，保留子宫。若肌瘤增大至妊娠 3 个月及以上时，即应进行手术治疗。肿瘤过大，手术时易造成损伤，还会增加手术的难度与风险，尤其是长在子宫颈、阔韧带或黏膜下的肌瘤，应及早手术治疗为好。

中年妇女应结合具体情况和心理需求以及保守治疗的效果，综合考虑，决定是否保留子宫。50 岁左右的病人，若症状明显，可进行子宫切除术。

故事链接

王尔洁是某企业有名的美女，由于平常喜欢喝牛奶，人们都说王尔洁的皮肤是给牛奶泡出来的。谁知几年后，她开始觉得月经变多，脸色也越来越没有血色，到医院一查，发现患了子宫肌瘤，且瘤体较大。医生说："子宫肌瘤一般药物消除不掉，且肌瘤这么大，最好手术切除。"王尔洁想自己已有了孩子，要子宫干啥呢？况且，每个月要来月经，月经量多又伤身体，不如把子宫切除了事，于是她要求医生把子宫给切了。谁知过不了几年，王尔洁脸色越来越黄，皱纹也明显增多，昔日的美女一下子变成了黄脸婆。王尔洁自己也觉得身体疲倦、性功能减退、乳房萎缩。于是她就去咨询医生，医生说："你生病前一定喜欢吃肉喝奶。吃肉喝奶虽与子宫肌瘤的发病还找不到直接关系，但喜欢吃肉喝奶的人容易生瘤却是肯定的。有一个在上海电视台工作的小陈，也是喜欢喝奶吃肉，还没结婚，刚二十几岁子宫就长满了肌瘤。子宫是人体的一个重要器官，除了生孩子、排月经以外，它还能维持女性生殖道其他功能的正常。人体卵巢是维持女性第二性征的主要分泌腺。原来分泌的供子宫使用的雌激素，突然因子宫切除不需要了，这样雌激素分泌必然减少。女性只有到自然衰老时，卵巢的分泌功能才会逐渐萎缩。现在，人为地'逼'卵巢萎缩，怎么会不衰老呢?"王尔洁听到这里真是后悔莫及。一个花样美女就这样过早地枯萎了。

治疗子宫肌瘤的最新方案是什么?

对子宫肌瘤的治疗，无痛无创的超声刀治疗优于传统手术治疗。它是一种既能切除子宫肌瘤，又能保留完整子宫，还不影响生育功能及性腺功能的绿色疗法。

超声刀治疗子宫肌瘤是利用超声波的可聚性和能量的可透入性，将体外发射的高能量聚焦于体内肌瘤病灶处，利用焦点区产生的高温效应使肌瘤凝固坏死，继而逐渐液化被吸收或代谢性脱落或纤维化，它不仅可阻止肌瘤生长，还可使其萎缩消失。当代谢、脱落过程完成之后，新的机体正常组织取代了瘤体组织，其器官的功能随之恢复，达到了完整切除肌瘤又完好保留子宫的目的。

乳腺癌术后还需要切除卵巢吗?

乳腺癌的生长与卵巢的内分泌功能有关，因此消除双侧卵巢功能便成为治疗绝经前或绝经1年左右的晚期或复发性乳腺癌的一项重要的内分泌疗法。卵巢切除有效与否主要取决于乳腺癌是否是雌激素依赖性的，只有雌激素依赖性的乳腺癌才是卵巢切除的适应症，否则疗效不会明显。临床一般把乳腺癌腋窝淋巴结有转移或平常来月经时乳房明显胀痛视为雌激素依赖性。绝经后和年轻的病人不适合作预防性卵巢切除术。

乳腺癌患者施行卵巢切除术的手术指征，归纳为如下几条：

- 患者是绝经前的年轻妇女，经临床观察证实乳腺癌组织的生长受月经周期影响比较明显。
- 患者施行乳腺癌手术前服用抗雌激素类药物如三苯氧胺，病情有所缓解。
- 患者施行乳腺癌手术后，切除的乳腺癌标本送作雌激素受体检测，证实肿瘤组织雌激素受体为阳性。

是不是所有乳腺癌患者都能接受内分泌治疗？

对于乳腺癌患者而言，乳腺癌手术后5年内是复发高危险期，特别是手术后1～3年的复发风险最高。目前医学界对乳腺癌治疗的共识是，手术的水平决定着肿瘤切除得彻底与否，而降低复发风险的关键则在于术后的后续治疗，内分泌治疗就是其中之一。

一般来说，只有激素受体阳性的乳腺癌患者才需要接受内分泌治疗，约占所有乳腺癌患者的70%。而内分泌治疗应坚持5年，部分患者需要坚持更长的时间。

乳腺癌内分泌治疗的药物有哪些？

内分泌治疗的药物目前主要有三苯氧胺和芳香化酶抑制剂两大类。

其中三苯氧胺的应用已有40多年，价钱相对便宜。但是相比之下，对于绝经后激素受体阳性的早期乳腺癌患者来说，芳香化酶抑制剂的作用效果优于三苯氧胺。

迄今对芳香化酶抑制剂所做的全球规模最大、持续时间最长的早期乳腺癌辅助治疗研究——ATAC临床试验100个月的研究结果显示，芳香化酶抑制剂中的阿那曲唑类药物能全面降低乳腺癌复发风险。与以往服用内分泌治疗标准药物三苯氧胺的妇女相比，服用阿那曲唑类药物的妇女，能进一步降低24%的复发风险，无病生存率提高15%，侧乳腺癌复发风险减少了40%，远处转移风险减少了16%。

治疗前列腺癌为什么要切除睾丸？

由于前列腺是雄激素依赖器官，大多数前列腺癌是雄激素依赖性的，也就是体内雄激素可以促使前列腺癌进一步恶化进展，而祛除体内的雄激素可以使前列腺癌病变和症状明显缓解。双侧睾丸切除术可以使体内雄激素大幅度减少，从而控制前列腺癌的发展。这种手术创伤小、并发症少，有一定的疗效。对某些不愿意做睾丸切除的患者，可采用黄体释放激素促效剂，如抑那通或诺雷德，也可使血中雄激素浓度明显下降到睾丸切除水平，即“药物切睾”。

中 医

古代中医如何认识肿瘤？

瘤的定义，据公元610年的《诸病源候论》这本医书的记载，认为是体内“气血的留结”，或者是人体所产生的某些不正常物质的滞留，着重点是留而不去的“留”字，加上病字偏旁就成为肿瘤的“瘤”字。

对于肿瘤的某些主要症状和发展，历代中医文献曾经有过相当准确的描述，不少还抓住了要点。《诸病源候论》记载：“瘤者，皮肉中忽肿起，初梅李大，渐长大，不痛不痒……”这段话是说，良性肿瘤是逐渐长大的，没有痛痒症状，经过较长时间以后，可能长得很大，不能消退，但不会危及人的生命。

恶性肿瘤在中医学里叫做“癌”，为什么会有这个名称？这是由于恶性肿瘤质地坚硬，部位固定，表面凹凸不平，好像岩石一样，所以称为“岩”。而在文字上“岩”和“嵒”是一个字，上半部是一个“品”字，下半部是一个“山”字，这个“嵒”上面加个病字头就成“癌”字了。

现在流传的中医文献里，最早记载到“癌”字的，是12世纪的《卫济宝书》。而最先对癌的特征作简明叙述的，是公元1264年的《仁斋直指附遗方论》，书中说“癌者上高下深，岩穴之状”，并且指出它“毒根深藏”，最后会引起昏迷。

古代中医如何治疗肿瘤？

历代中医文献对喉癌、食道肿瘤、胃肠道肿瘤、甲状腺肿瘤、皮肤肿瘤等均有记述。中医学虽然早已认识到有些肿瘤属于难治之症，然而对肿瘤并不是束手无策。除了重视对全身的整体治疗外，还包括针对肿瘤病变的药物治疗和手术割除治疗。

2 000 多年前的《黄帝内经》提到，对肿块这类病症，可采用促使它消散的治法。1 700 多年前的名医华佗，对于腹内的结块，在使用针刺术和药物都不能达到治疗目的时，就给患者施行全身麻醉，采用手术割除医治。成书于公元 7 世纪的《晋书》里写道：“景帝目有瘤疾，使医割之。”这是最早明确记录采用开刀切除眼部肿瘤的病例。

中医在肿瘤防治中有什么重要贡献？

中医治疗肿瘤源远流长，在浩如烟海的中医医籍中记载有历代治疗肿瘤的经验和验方不计其数。近 20 年来，中医在治疗肿瘤方面的成就卓著，无数被西方医学宣布为绝症的肿瘤患者在中药的治疗下得以起死回生，延长寿命，这不仅引起国内医学界的关注，也引起国际医学界的瞩目和好评。中医治疗癌症的贡献在于：其一，它是既扶正又抗癌，不少早期癌症可以通过中医得以完全治愈。其二，对于一些手术治疗后而又不能进行放、化疗的患者，中医的疗法不仅能替代放、化疗而且较之放、化疗无副作用。对一些晚期癌症病人，中医治疗往往能使其延长寿命。目前中医在治疗胃癌、肝癌、肠癌、肺癌、恶性淋巴瘤、急性淋巴白血病等方面的成果已得到医学界公认。在治疗脑肿瘤方面，其独到的疗法更明显优于西医。

中医治疗肿瘤有哪些优势？

临床实践证明中医药治疗恶性肿瘤的优势主要有以下几个方面：

- 具有较强的整体观念。中医往往能从患者全身的特点加以考虑，因为对多数的癌症病型来说，局部治疗是不能解决根治的问题的，还必须从整体的观点来看癌症。

- 早中期癌症患者一般都要进行手术治疗，手术切除局部病变，不等于不再有新的症状。所以手术后的患者要配合中药治疗，既扶助正气，又抑制癌细胞的复发和转移。

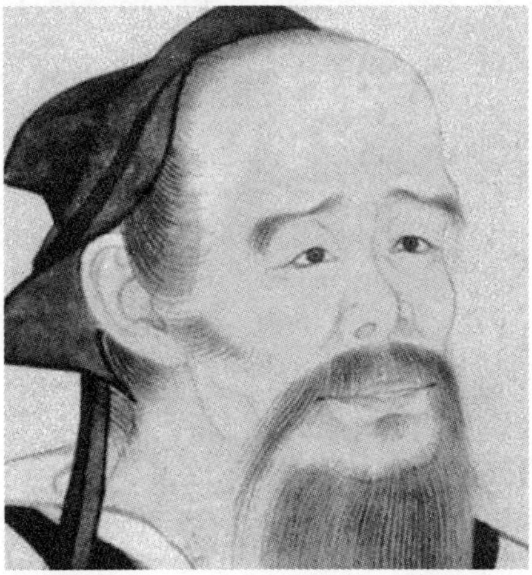

神医华佗

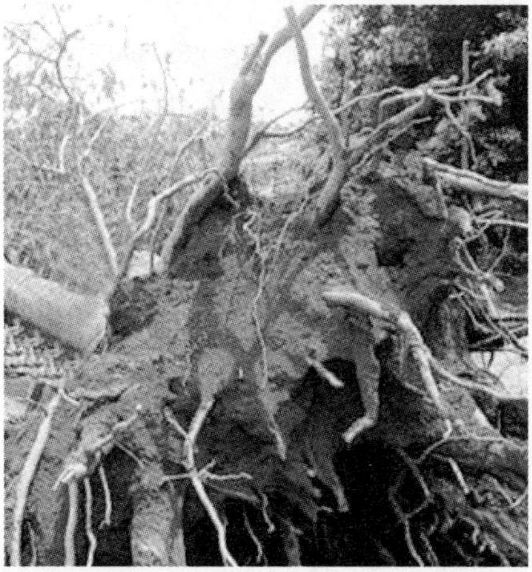

中医治癌——连根拔除

- 中医治疗可以减轻化疗的毒副作用。如放、化疗可引起白细胞下降，机体免疫力下降，消化道副反应等。此时，配合中药治疗可以减轻放、化疗的毒副作用，增强放、化疗对癌细胞的敏感性和机体对放、化疗的耐受性，可使受损的机体得到充分的修复。

- 中医药治疗可以提高中晚期病人的生存质量，延长生存期。
- 副作用小。按中医传统的辨证用药，一般没有副作用。
- 中药服用方便，价格较为低廉。
- 预防作用。基于中医对癌症病因、病机的认识，对高危人群可采取某些中药来治疗，以降低癌症的发生率。

中药能缩小和消除肿瘤吗？

人们大多认为只有手术、放疗、化疗有消除和缩小肿块的作用，其实中医药同样能使肿块缩小和消失，而且中医药为主治疗癌症很少复发。其主要机制是中医认为癌肿由“痰瘀毒聚”所致，一方面祛瘀化痰，排出癌毒，缩小肿块；另一方面通过调节脏腑功能使津液代谢输布正常，以消除痰瘀形成之源，做到标本兼治，因此极少复发和转移。

常用治疗肿瘤有哪些中成药？

中成药具有使用方便、毒副作用小等优点，在临床上得到了较为广泛的应用。常用的一些中成药有蟾蜍制剂、斑蝥制剂、云南白药、鳖甲煎丸、梅花点舌丹、犀黄丸、紫金锭、六神丸、鸦胆子制剂等，外用药如蟾蜍膏、癌肿神敷（科研用药）等。升白冲剂、人参养荣丸、健脾丸、补中益气丸等则对肿瘤病人白细胞低下具有一定的治疗作用。

中医药治疗肿瘤主要有哪些方法?

中医药治疗癌症的方法有许多种,根据病人所患何种肿瘤,以及表现出来的症候,分别采取不同方法治疗。目前常用的方法有:

- 注射剂。这些注射剂有的是控制肿瘤的,有的是辅助机体,提高机体免疫功能的。

- 中成药。国家通过新药研发审批了大批对肿瘤有抑制作用或者对治疗肿瘤有帮助的各种中成药,包括生血的(养阴生血合剂)、减轻放、化疗毒副反应的(健脾益肾颗粒和扶正消症胶囊)等。

- 煎剂。中医的特点就是根据每个人的不同症状来辨证用药,达到不同的效果。中医把人看成是有机的整体,每个人患癌症的病因和症状是不同的,故处方也不一样,因而中药煎剂治疗是目前治疗癌症最为常用且有效的方法。

- 外治法。包括足浴、外敷、针灸等。

癌症的中医治疗原则有哪些?

肿瘤的中医疗法,主要是以扶正祛邪为原则,两者是相辅相成的。

扶正固本法

中医学认为,肿瘤的形成是正气先虚,然后外邪入侵的结果。人的正气可维护身体正常的生理功能,并有抵御外邪的能力。若人体内部环境稳定性及身体内外平衡遭受破坏时,致癌因子就能发生作用导致肿瘤形成,并使肿瘤得以浸润、扩散及转移。而扶正固本法,就是增强人体自身的抵抗力来对抗癌症。

活血化瘀法

医学家指出,痞积、石瘕、噎膈及腹部结块均和瘀血有关,所以,活血化瘀就成为治癌的重要方法之一。活血化瘀可以消散肿瘤,并且可以改善瘀血造成的发热、出血等现象。现代临床有实验证实活血化瘀的草药具有抗肿瘤作用、抗凝与纤维蛋白溶解作用、抗炎和抗感染作用,并能调节血液循环及结缔组织代谢和增强免疫作用。

清热解毒法

恶性肿瘤患者常有邪热瘀毒蕴结体内,常会表现为发炎或感染,而这也是造成肿瘤发展及病情恶化的原因之一,所以服用清热解毒的中草药就显得相当重要。清热解毒中药最大的作用就是抗肿瘤作用,这些中药可能是经由抑制癌细胞分裂,或是直接杀伤癌细胞,同时提高免疫防御机能而达到抗肿瘤的作用。

化痰祛湿法

痰和湿既是人体内的病理产物,也是致病因素。中医认为许多肿瘤是"痰凝湿聚"所致,在临床表现上,肿瘤患者也常出现痰证及湿证,所以化痰和祛湿就成为治癌的重要法则之一。化痰祛湿的中草药,均有不同程度的抗肿瘤作用。

故事链接

金春娟:久病成医,自我调理

"这是落地荷花,是清凉解毒、利尿明目的好药材;这是石菖蒲,有开窍宁神、化湿开胃的功效……"说话的这位老人叫金春娟,一提到她所种的几十种草药,她便滔滔不绝,俨然是一位精通医术的老中医。

今年 74 岁的金春娟家住绣湖小区,老伴早年病逝。别看这位老人笑起来甜甜的,她却是得过两种癌症、跟死神擦过肩的人。

送走了得肾癌的老伴，本想好好工作，将老伴治病时欠下的债还上，谁知祸不单行，在一次检查中，她自己也查出患了乳腺癌。

“我当时一点都不怕，因为乳腺癌还在早期。”金春娟说，想到老伴临终前对她说的话，要她好好活着，她浑身就充满了力量，意志也坚强了很多。她对医生表态：一定会积极配合医生的治疗，一定要活下去。

经过几年的调理，金春娟的身体康复得差不多了，可后来不幸又被查出了宫颈癌。“当时就觉得老天怎么对我这么不公平，给我这么多磨难。”金春娟回忆，“不过还好，这个消极的阶段持续的时间不长，我很快就调整过来了。”想到第一次得癌症都可以挺过来，金春娟对自己说要坚强，绝对不可以绝望。

手术切除了肿瘤之后，金春娟一直坚持定期复查，严格按照医生的嘱咐进行康复治疗。不仅如此，她还参加老年大学，选学医药卫生、推拿按摩、太极拳和中草药课程。如今的金春娟也算半个中医，不仅种了各式草药，还在家里存放了大大小小四五十种药材，分类装在盒子里，外面用小标签标明。

“在老年大学里结交到很多很好的朋友，也学到了很多知识，生活得很开心。”说起现在的生活，金春娟显得很知足。她说，得了癌症关键是要自己开心一点，积极一点，鼓励自己好好活着。正因为她乐观、充满信心和朝气，又认真治疗、调养，所以她能带着病魔一直活到今天。

癌症病人要忌口吗？

中医治病以强调辨证论治而驰名中外，对食物也强调辨证，因而对癌症病人要辨症忌口。中医认为癌症也有寒、热、湿热、痰湿、阳虚和阴虚等证之分，癌症病人忌口要视证而定。

寒证者：忌偏食凉性食物。

热证者：忌食羊肉、牛肉、油条、辣椒、大蒜、葱、八角、花椒、桂皮等辛湿燥烈之物。

湿热者：多有口苦、尿黄、食少、腹胀、大便稀、黄疸等症状，应忌食各种肉类、油腻食品、甜食、酒、胡椒、生姜等浊腻食品。

痰湿者：忌吃黏、腻、甜食、生冷等。

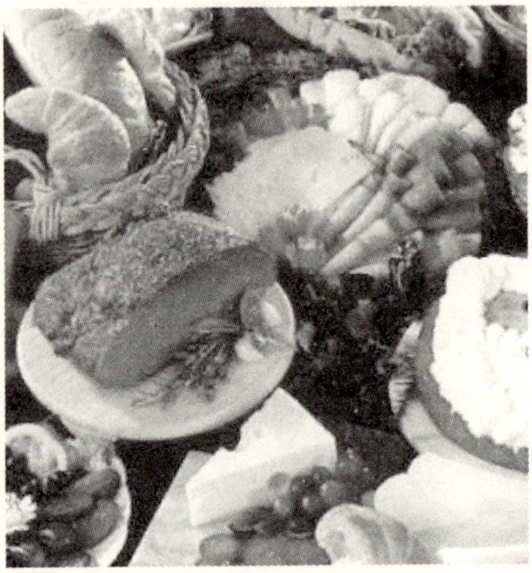

癌症部分禁忌食品

阴虚者：多有舌红苔少、口干思饮、低热盗汗等症状，应忌吃羊肉、狗肉、辛辣、炒货等助火耗阴之物。

脾虚者：多有口淡食少、腹泻、消化不良、易疲乏力之症，应忌食高蛋白，如甲鱼、鸽、甜食、蟹、蜂蜜、梨、西瓜、冬瓜、田螺等物。

此外，不论哪种证型的癌症病人，吃过多的高脂肪食品都是有害的。因为高脂肪食品在胃肠内消化慢、滞留时间长，有利于肠道厌氧菌的繁殖，延长食物中致癌物质与肠壁接触的时间，容易导致病情恶化。高脂肪食品还可使血液中雌激素水平升高，可加重女性乳腺癌或子宫癌的症状，或诱发这两种癌症。

怎样理解中西医结合治疗肿瘤？

这些年来，中国在中西医结合治疗肿瘤方面，已取得一些成熟的经验。中西医结合治疗肿瘤疗效比单纯西医或单纯中医治疗更好。中医药在癌症患者手术后的康复，在放、化疗时减轻其毒副作用，以及增强疗效等方面发挥了重要的作用。中医药已证明能保护患者骨髓造血功能，维护人体内环境的平衡与稳定，利于患者康复。

中药具有抗“多药耐药”的特性。现在，肿瘤细胞对多种药物已产生耐药性，对药物不敏感，中药能增加药物的敏感性，降低或减少癌细胞对于化疗的“多药耐药”性，增强化疗的效果。

中西医结合是中国医学的一大优势，它已形成一门具有中国特色的新的医学学科，目前，中国研究这门综合学科的专业人员越来越多，非常令人鼓舞。

怎样进行中西医结合治疗肿瘤？

中西医结合治疗并不是单纯的中医治疗加西医治疗，也不是一种治疗接一种治疗的试用，而是在认真分析了患者机体的具体情况、肿瘤病理特点、中西医疗法各自的优势和不足之后，中西医间有计划、有步骤、有针对性地有机配合的协调治疗。中西医结合治疗需要辨证与辨病相结合、西医与中医有机融合的治疗，也就是要求医生必须在同时掌握中医和西医的理论和方法的情况下进行中西医结合治疗。

- 辨证治疗与辨病治疗相结合，制订个体化治疗方案。
- 扶正治疗和抗癌祛邪治疗相结合。手术、放疗和化疗都是抗癌祛邪的有效手段，但会带来明显的毒副作用，可辅以中医药的扶正治疗。
- 整体治疗和局部治疗相结合。西医主要是治疗肿瘤的原发灶和转移灶，中医主要是调节病人体内出现的病理生理变化，中西医结合具有治疗局部肿块和调节全身性的病理生理变化的双重作用，其疗效提高的机理和理论基础正在于此。

手术病人怎样进行中医药治疗？

手术病人的中医药治疗有术前治疗和术后治疗。

术前中医药治疗。此时应以调节患者的阴阳气血和脏腑功能为首要。术前的扶正治疗，大多选用补气养血、健脾益气、滋补肝肾的药物如四君子汤、四物汤、八珍汤、十全大补汤等来增强病人的免疫功能。

根治术的术后中医药治疗。此期主要是治疗手术造成的一些并发症。如低热、盗汗、食欲减退等气血衰弱、血虚生热等，可用消除瘀血又兼补气血的桃红四物汤或四君子汤加当归、川芎、红花等；如偏虚为主，可用八珍汤、十全大补汤加减治疗。术后并发某些功能障碍，如消化道手术可用健脾理气，必要时给以通腑理气等方法治疗。对于不同手术出现的不同的并发症，应辨证后给予不同的治疗。对早期肿瘤，分化程度较好者，根治术后，可长期以扶正祛邪相结合的中医药治疗以巩固疗效，防止复发和转移。

非根治术的术后中医药治疗。应该做到有效的祛邪。至于中医是以祛邪为主或扶正祛邪兼顾，还是以扶正为主，佐以祛邪，应通过对病人的具体辨证来决定。

古代治疗肿瘤有哪些方剂？

古代中医治疗肿瘤方剂很多，散见于各种不同医籍，医生可对照古医书的描述结合患者的具体情况去选择。现代临床医生常用的古代治疗肿瘤的方剂大概有如下：

气滞型常用方剂：逍遥散、柴胡疏肝散；

血瘀型常用方剂：血府逐瘀汤、膈下逐瘀汤；

痰凝型常用方剂：海藻玉壶汤、瘿瘤神方；

湿聚型常用方剂：茵陈蒿汤、加味二味丸、八正散、白头翁汤；

热毒型常用方剂：犀角地黄汤、白虎汤合五味消毒饮、白头翁汤合桃仁红花汤；

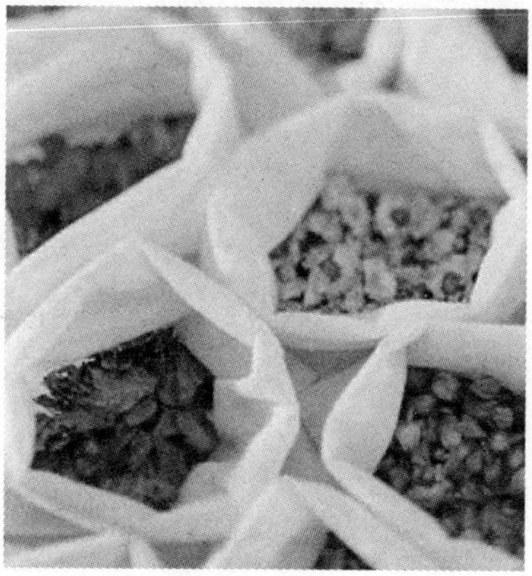

部分中药

气虚型常用方剂：四君子汤、参苓白术散；

血虚型常用方剂：四物汤、归脾汤；

阴虚型常用方剂：增液汤、六味地黄丸、生脉饮；

阳虚型常用方剂：附子理中丸、右归丸。

中医治疗肿瘤有哪些原则？

中医治疗肿瘤的基本原则包括扶正培本法、清热解毒法、软坚散结法、活血化瘀法。此外，还可采用理气法、化湿化痰法以及以毒攻毒法等。

知识链接

《红楼梦》中有《好了歌》，这里我们也搜集到养生祛病的一首《好了歌》。记住这首歌，相信对您的养生和病后的康复会大有好处。

老年生活安排好，全面协调不可少，业余生活巧策划，岁月茫茫流失了。

思想观念更新好，自我调节最重要，七情六欲要节制，烦恼设法自己了。

定时锻炼身体好，勤于书画多动脑，坚持保健养生道，饮酒适量烟戒了。
居住环境调整好，心旷神怡志趣高，勤往纸上寻乐趣，各类疾病都没了。
亲戚邻里关系好，彼此相处善为宝，待人接物重理解，矛盾何须他人了。
突发事件处理好，不可急躁迎头搞，冷静沉着多思考，心身平安没事了。
善待疾病心情好，药疗食疗与神疗，生老病死人之道，自然规律莫忘了。

中医治疗肿瘤的特点是什么？

中医治疗肿瘤的特点，是通过稳定瘤体、改善症状来达到“带瘤生存”的目的，其有效病例的疗效特点与现代医学治疗的最大差别在于前者瘤体缩小或瘤体缩小不明显，但生存期长，自觉状态明显好转；后者瘤体在短时间内可能被切除或明显缩小，但很快复发，肿瘤增大，生存期无法延长，生存质量迅速下降。临床研究表明，中医药在提高肿瘤患者生存质量和延长生存时间等方面具有明显优势，综合治疗仍无法解决肿瘤复发和转移这一难题，而中医药治疗恶性肿瘤是全面调节身体内环境的平衡，为人体对肿瘤控制机制重新建立提供条件，这就是中医药治疗肿瘤的重要特点。

民间偏方验方对肿瘤治疗有帮助吗？

治疗肿瘤民间单验方很多，有的单方还被有些骗子用来捞取钱财，其实效果不大或全不对症。因而使用单方、验方、偏方要正确对待，即使是有效的单方、验方、偏方，也只适用于某些肿瘤、某一阶段，决不可能有一方一药能解决所有的恶性肿瘤。所以，肿瘤患者及家属应该用科学的态度，慎重对待那些单方、偏方、验方，不要轻易相信，要多向有经验的中医肿瘤专家求教，以免延误治疗，浪费钱财。

中医药怎样减轻化疗的毒副作用？

中医药在防治和治疗毒副作用方面可以发挥较好的作用。以下根据化疗的毒副作用的四大方面分别论述。

全身反应

治以补气养血、滋补肝肾。可用四君子汤、四物汤、补中益气汤等辨证加减。

骨髓抑制

治疗以健脾补肾方疗效较好。白细胞减少，临床表现气虚为多，药用人参、黄芪、麦冬、五味子、山药、黄精，必要时加用滋补肝肾药，如女贞子、枸杞子、紫河车等。血小板减少一般表现为气血两亏，气不摄血，血虚生热等。治以补气摄血、凉血止血，药用黄芪、仙鹤草、生地黄、玄参、大枣、紫河车等。红细胞减少，治以气血双补，药用党参、阿胶、当归、人参、熟地、鸡血藤等。

消化道反应

中医常以健脾理气和胃、降逆止呕治疗为主，药用党参、白术、茯苓、陈皮、薏仁、竹茹等。

对脏器的毒性作用

如阿霉素、柔红霉素等对心肌有损伤，中药以益气安神、活血化瘀治疗，常用麦冬、生晒参、五味子、酸枣仁等。如甲氨蝶呤等大剂量或长期使用，引起肝功能损害，中医以清热利湿、疏肝利胆，辅以健脾益气治疗。药用茵陈、柴胡、郁金、香附及太子参、白术、茯苓、甘草等。

中医药怎样减轻放疗的毒副作用?

临床证明中医在以下几个方面对放疗起到较好的作用。

- 中医药的放射增敏作用。中药配合放疗,有一定协同增效的作用。

- 防治毒副反应和后遗症。中医认为放射线为热毒之邪,易伤阴耗气,治疗应以养阴益气、清热解毒、补气凉血为主。

- 放疗后的中医药巩固治疗。既可以治疗放射副反应,防止后遗症产生,更为重要的是防止局部复发和远处转移,改善患者的生存质量。

中医药能防治肿瘤病人术后复发和转移吗?

中医药防治肿瘤是我国肿瘤治疗的特色和优势。术后应用中药可以恢复体质,减轻术后的某些不良反应如低热、腹胀、食欲不振等。对于早期肿瘤,行根治术后,应长期予以中医药调理,应用中医理论辨证与辨病相结合。经临床实践证明,中药能明显增强体质,提高机体免疫能力,充分激活机体内在抗癌抑癌活力,消除体内残存的癌细胞,真正有效预防复发和转移,明显延长生存期。

中医药治疗肿瘤有什么副作用吗?

中药大多数来自天然动植物,经过不同的方法的炮制,加之在中医理论的指导下通过适当的配伍,一般很少发生毒副作用。中药虽也有有毒的药,但仅是极小的一部分,如砒霜、乌头、马钱子、巴豆、雪上一枝蒿、雷公藤、关木通、青木香等，这类药有的管理较严，一般医生用不到。正确的方法是在有经验的医生的指导下，从小量试用，不可浪投，一般有的中药用量过大也会产生一些副作用，这要通过辨证论治来纠正。

中医治疗如何减轻化疗脱发？

许多肿瘤病人放、化疗后会掉头发。中医认为，发乃血之余，肾之华在发，久症正虚，精血不足，加之化疗、放疗引起瘀毒内阻，气血通达不利，使头皮生发能力不足，也会引起脱发。

多数放、化疗引起的脱发在放、化疗结束以后还可再生，往往越年轻、气血调养充沛者生长越快，有的甚至比以往头发质量更好，可谓“因祸得福”。所以，不要为脱发而苦恼，要积极调养，充满信心。

脱发时不要怕梳头，多梳头可促进头皮血液循环，有利于头发再生。放、化疗中如果脱发太多，索性剃光，戴上假发或白帽，也会更卫生。多次剃头刺激头皮，改善循环，可能新发会长得更好。

脱发后长久不生，可以吃些中药养血生发、补肾健脾、活血化瘀。常用的生发中药有墨旱莲、黄精、何首乌等。

哪些药膳有益于化疗后脱发？

食疗药膳可有益头发再生。常吃的谷物有黑豆、黑芝麻、米糠及麸皮等；蔬菜有菠菜、芹菜、菜花、辣椒、圆白菜、胡萝卜等；干果有核桃仁、松子、榛子等；肉类有兔肉、羊肉、鱼类、动物的腔骨、肾脏、肝脏等。这些食物对补充维生素 B 族、维生素 E、胆碱、卵磷脂、肌醇有益，有利新发再生。

食疗药膳方法举例：

◎黑芝麻100克、核桃仁100克洗净先泡半日，加小米适量煮粥，早、晚食用。

◎黑豆300克，先泡半日，上笼蒸熟，黑芝麻100克炒熟捣碎，加细盐少许混合，每餐酌情食用。

◎水发海带约200克，开水焯过切丝，菠菜200克开水焯过切段，芝麻酱、精盐、味精凉拌当菜食用。

故事链接

作家苏叔阳与癌症抗争14年

苏叔阳：当代著名作家，任北京电影制片厂编剧、中国作家协会理事、中国电影家协会理事，创作过《丹心谱》、《中国读本》、《夕照街》、《新龙门客栈》等多部作品。

苏叔阳患癌症以来，仍顽强地生活、工作，笔耕不辍，积极乐观地过着每一天。"心宽一寸，病退一尺。"这是苏叔阳在十多年抗癌路上最主要的体会。"要把病当朋友看，善待它们。但这个朋友不请自来，还有点小脾气，必须耐心地安抚它。"每次去医院，苏叔阳都不是说去看病，而是说"看老朋友来了"。

"我很早就知道自己得的是肾癌，也曾苦恼过，一是不愿承认事实，总幻想这是误诊；二是怕就此告别人世。后来想通了，既然哭和叹息都赶不走病痛，不如笑对疾病。"

于是，苏叔阳想了两个办法对付自己的病，一是锻炼身体，开始每天爬楼梯、快步走；二是让自己沉浸在写作的愉快中，以此赶走对病的愁苦。后来，他竟主动地体会疾病和整个治疗过程，"以便将来写到癌症病人时有真实的感受，而不是想象出来的。我敢说，我比那些没得过癌症的人，描写癌症更真实、更细腻"。自从苏叔阳将癌症看做"经历"后，他更积极配合治疗了。

苏叔阳把打针、吃药当成功课，该玩的时候照样玩，快乐的时候照样快乐，因此，他开玩笑说自己是个“没心没肺”的人，“我觉得人生是有意义的，生活是可爱的，我既然碰上了这个病，该怎么治就怎么治”。

《中国读本》一书是苏叔阳利用第一次手术和第二次手术之间的空隙完成的，第二次手术后又做了一些修改。对于他来说，写作是一种诱惑。“马上奔70岁的人了，可我总觉得生活中还到处充满了我想探知的事情。”苏叔阳调到北京电影制片厂那一年40岁，当时他感觉自己像进入了一个美轮美奂的世界，眼里看见的都是美丽的人与美好的事物。“现在和当时的感觉很像，所以，我今天的思想大约也就相当于40多岁人的水平，还在成长过程之中，更未到老年……”

现在，每每有朋友去找苏叔阳“取经”，他都会送给朋友四句话：“良好心态可去癌，乐观情绪能去病。戒烟限酒少烦恼，心胸开阔得宁静。”

肿瘤病人服用中药需要几年？

肿瘤病人需服药多长时间，是依具体情况而异的：

- 配合手术的综合治疗。一些易复发和转移的肿瘤术后应长期（如3～5年）服用中药，可以提高免疫力，减少复发、转移，提高远期疗效。
- 配合放疗的综合治疗。放疗后应用中药，既可以防止远期的放疗炎症，也可以减少复发和转移，提高疗效，一般以2～3年服用中药为宜。
- 配合化疗的综合治疗。化疗期间应用中药，可以防止消化道反应，保护骨髓造血功能，减少化疗药物对重要器官的毒性。同时，中药剂型多样，可以长期应用。

肿瘤病人服用中药应注意什么?

中医治疗的特点是辨证论治,治疗肿瘤也是如此。常用的治法及服用药的注意事项如下:

- 用益气健脾、养阴生津法、温肾壮阳法和滋阴补血法等补益方法时,一般所用药物的药性比较平和,若服用后无不适,无需特殊护理。
- 服用活血化瘀药如丹参、红花等,有出血倾向如牙龈出血、皮下出血点或在病灶局部有少量出血点、消化道肿瘤合并溃疡者要慎用。
- 服用攻坚散结药如天南星、生半夏等,因这两味药均有毒,煎药时要先下并久煎约 1 小时,以降低其毒性。
- 服用清热解毒剂如白花蛇舌草、半枝莲等,此类药大都药性寒凉,易伤脾胃,以饭后 2 小时服为宜。

中医药怎样治疗肿瘤性疼痛?

中医治疗癌痛方法大致分为内治法和外治法两类。

内治法

- 毒邪蕴结锐痛,用解毒散结法,以五味消毒饮加减。
- 气滞不通胀痛,用下气导滞法,如柴胡、延胡索、川芎等。
- 血瘀阻络刺痛,用活血通络法,如桃仁、红花、当归等。

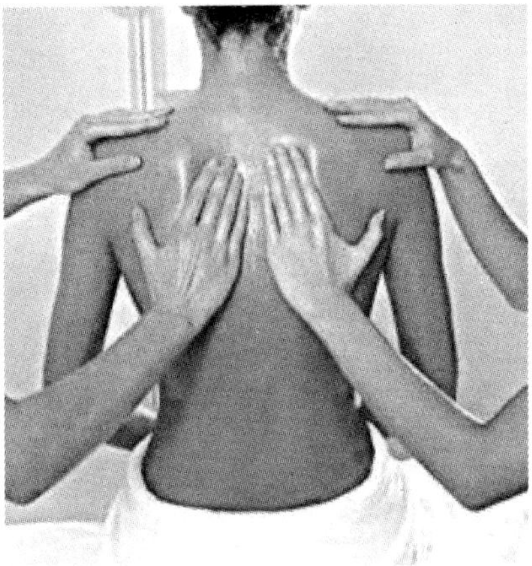

癌症贴敷治疗

- 风寒客邪窜痛，用疏风散寒法，如羌活、独活、黄芪、防己等。
- 脾虚寒凝隐痛，若属食道癌之梗阻痛，辨其程度论治。

外治法

外用止痛药治疗，常用中药止痛药外用方有巴布蟾蜍膏、癌肿神敷、如意金黄散、消肿止痛散等。

中医药怎样治疗肿瘤性发热？

对癌性发热根据病情辨证选用中药，常有较好的疗效。

- 阴虚津枯型。用滋阴生津、化痰清热法。
- 脾虚气陷型。用益气健脾、甘温除热法。
- 肝胆湿热型。用疏肝利胆、利湿清热法。
- 气滞血瘀型。用活血化瘀、软件散结法。
- 蕴毒化火型。用消肿散结、解毒清热法。必要时还可与外用药同用以增强疗效。

中医药怎样治疗肿瘤性胸、腹水？

应根据各种癌肿所致机制不同，采用不同的治法。

- 中药汤剂。泻肺逐饮主要用于肺癌引起的恶性胸水；化痰散结法主要用于乳腺癌和淋巴癌引起的胸水；益气健脾、利湿化饮主要用于肿瘤经手术后引起的胸水。
- 局部治疗。常规抽取胸腔积液后，可在胸腔内局部注入中药注射液。常用中药注射液有康莱特等。
- 中药外敷。常用外敷的方法所用中药主要有生大黄、白芷、枳实、山豆根、生南星等。

针灸能治疗肿瘤吗?

针灸与药物治疗肿瘤各有特点。随着对肿瘤认识的不断加深和针灸疗法的迅速发展,中医上进行了许多针灸治疗肿瘤的临床与实验研究,如针灸的抑瘤作用研究、针灸治疗癌痛的研究、针灸提高机体免疫功能的研究等。祖国针灸除对肿瘤有直接治疗作用外,还可增加机体的免疫监视功能,故针灸在防治肿瘤方面的应用有很大的潜力。一般认为,选穴与手法是取得针灸疗效的关键。

胃癌病人服用中药时饮食上应注意什么?

◎胃癌病人经过手术、化疗和放疗后多表现为胃阴不足,口干纳少,舌光红无苔,常有恶心。这时患者应忌食辛热香燥伤阴的食物和补品,如酒糟、辣椒等。

◎食物性味与药物治疗一致可增强疗效和食欲。服热性药物配热性食物,而不宜食用过多的凉性食物;服平性药物配平性食物;服凉性药物配凉性食物。

◎饮食应与脾胃一致。如胃癌病人宜少食多餐,食物少而精,忌暴饮暴食。

◎某些饮食可能降低药物的疗效。如服用人参、地黄、首乌,应忌萝卜;服黄芪、首乌、土茯苓等含铁药物应忌饮茶。

◎饮食与体质。体胖病人不宜食肥腻食物,应多食清淡食物;体瘦病人不宜食香燥食物,应多食滋阴生津的食物。

◎服药禁忌。服用荆芥后忌鱼蟹,白术忌桃李、大蒜,蜂蜜忌土茯苓,滋补中药忌服莱菔,等等。

故事链接

岳红抗击胃癌的故事

得了癌症真可怕，可是，如果你下决心去抗击的话，它也不那么可怕。现在我们就说说著名演员岳红不幸患上了胃癌后的抗癌故事。

多喝养胃滋补粥

自2000年查出胃癌，2003年手术后，岳红一直在与胃癌作斗争。在康复期的岳红最常喝的就是养胃滋补粥。粥的原料有莲子、桂圆、大米、黑米、小米、薏米、百合、莲子、核桃和红枣。黑米是入肾的，小米是健脾的，薏米是美容的，百合是安神的，莲子是清心的，核桃是健脑的。岳红一般是晚上煮，睡觉前喝一碗。

中医很认可岳红的这道粥。医生认为："脾，裨助胃气也。"也就是说，胃吸收了食物后，脾就好比是一辆运货的车，要源源不断地把食物里的营养输送给身体各个部分，来滋补全身。岳红的胃做了手术，吸收功能不太好，所以加强脾的功能就显得非常的重要。因为这样可以帮助消化，也可以帮助身体吸收更多的营养。

另外，粥的做法还是有一些学问的，就是一定要开水下锅。为什么？冷水煮粥容易糊底，开水下锅就没有这种现象，而且它比冷水熬粥更省时间。像这道"养胃滋补粥"最好先放黑米、大米、薏米、莲子等这些难以煮熟的，然后再放小米、百合、红枣这些容易煮熟的，这样煮出的粥口感会非常好，而且营养会更加丰富。

同时，喝粥确实是病后调理的一个非常好的方法，因为它能够帮助我们调节脏腑功能、滋补强身。另外，这道粥对于那些肠胃不太好的人也是非常适合的。

和麻辣划清界线

岳红很喜欢吃麻辣食品，胃癌手术的前一天，她偷偷地订了一份自己最爱吃的水煮鱼，这也是岳红最后一次痛快地吃辣味美食。

岳红告别了水煮鱼，和麻辣划清了界线，实际上这是她告别了一种不良的饮食习惯。就拿水煮鱼来说吧，很多人都喜欢吃，那种麻、辣、鲜、香的口味，真是大大刺激了我们的味觉神经，让人越吃越上瘾。岳红在没得病之前，就会隔三差五吃上一顿。但是您知道吗，这种过辣的食物会强烈刺激我们的胃黏膜，严重的还会损伤胃黏膜，造成出血，诱发胃溃疡。而据调查，大约有90%的胃癌患者都曾经有胃溃疡、胃炎的病史。此外，作为演员的岳红经常是夜里十一二点还没有吃晚饭，而这种长期不规律的饮食习惯也是导致胃癌的一个非常重要的原因。再加上几年前，离婚导致她情绪低落，这更可以说是岳红的胃发生癌变的一个催化剂。

从过去酷爱水煮鱼，顿顿不离辣椒，到现在的淡粥蔬菜，岳红的口味可以说是来了一个180度的大转弯儿。除了喝粥之外，岳红还向我们透露了一道她常做常吃的“抗癌蔬菜汤”。这道汤里东西可不少，有白扁豆、香菇、芦笋、山药、番茄等，都是养生的好食材。

膀胱癌患者为什么要多吃甘蓝菜？

膀胱癌是比较常见的泌尿系统肿瘤，中老年男性尤为多发。预防膀胱癌可以多吃甘蓝菜或卷心菜，并且甘蓝菜生吃的效果更好，这是最近美国研究人员在调查中发现的。研究表明，每月吃3次以上甘蓝菜或卷心菜，能将患膀胱癌的几率降低40%左右。这是因为甘蓝等十字花科的蔬菜，富含异硫代氰酸

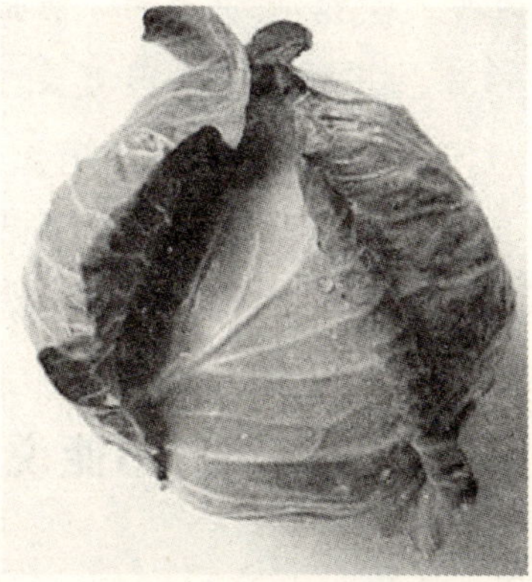

甘蓝菜

盐，被认为能有效抗癌，且甘蓝所含的化合物有可能对膀胱内部具有保护作用。另外，在日常膳食方面，大量摄入水果、蔬菜的人，膀胱癌发生率较低，尤其是经常摄入十字花科蔬菜如卷心菜、菜花、萝卜、白菜、油菜、荠菜以及猕猴桃、无花果、香蕉、大枣等鲜果者。

知识链接

甘蓝菜，又叫圆白菜、球菜，因其营养丰富、味道鲜美，是人们餐桌上的常见美味。其实甘蓝菜还有很好的食疗保健作用。甘蓝菜除了可以预防膀胱癌的发生外，还包括以下很多优点：甘蓝含有丰富的硫元素，这种元素的主要作用是杀虫止痒，对于各种皮肤瘙痒、湿疹等疾患具有一定疗效，因而经常吃这类蔬菜对于维护皮肤健康十分有益；甘蓝菜中含有丰富的维生素 C、维生素 E、β-胡萝卜素等，因此，具有很强的抗氧化作用。这些抗氧化成分能够保护身体免受自由基的损伤，并能有助于细胞的更新，在增强人体免疫力的同时，还有抗衰老的功效；甘蓝菜富含叶酸，而叶酸对巨幼细胞贫血和胎儿畸形有很好的预防作用，因此，怀孕妇女及生长发育时期的儿童、青少年应该多吃；甘蓝类蔬菜同药物一样，能够减轻关节疼痛症状，并且还能够防治感冒引起的咽喉疼痛。因此，关节炎患者最好经常吃这类蔬菜，并且为了防止感冒引起的咽喉部炎症，在冬春感冒的高发季节，也应当经常吃甘蓝菜。由此可见，人们为了自身的健康应该常吃甘蓝菜。同时需要提醒大家注意的是做菜时最好用橄榄油。这是因为甘蓝菜中几乎不含脂肪，在橄榄油这种不饱和油脂的帮助下，甘蓝中所含的各种脂溶性维生素才能够被机体吸收利用，从而达到保健身体的功效。

全喉切除术后不能说话怎么办？

全喉切除后，病人呼吸将永远通过气管造口，而不是通过鼻腔或口腔进行，病人可以通过食管发音训练而再次获得说话能力。这种替代发音是通过将吸入的气流从食道排出所产生的。受过良好训练的病人可以发出很容易使人听懂的声音。对一些难以学会食道发音的病人可以使用人工喉发音。人工喉有机械的，也有电子的，这些人工喉也可以产生让人听得懂的声音。

故事链接

著名相声演员李文华笑面人生

李文华，男，1927 年生于北京，1962 年调入中国广播艺术团说唱团，先后与刘宝瑞、马委、郝爱民、姜昆等人合作表演相声，系全国十大相声笑星之一。然而，在他演艺事业如日中天的时候，命运之神却给了他致命的一击。1984 年他不幸罹患咽喉癌，凭着乐观的态度、坚强的毅力和及时的治疗，李文华顽强地活了下来，时至今天，已经 20 多年过去了。

刚刚得知自己患的是咽喉癌的时候，说相声的李文华难以承受。这癌，怎么偏偏长在声带上呢？发声说话，可是一个相声演员的本钱，没有了声带，不能说话，等于扼杀了自己的艺术生命啊。李文华再三恳求医生：帮忙保住声带！团领导和姜昆也替他求情，专家们经过研究商定让他先做放射治疗，同时坚持吃中药治疗。

就这样，用放疗和中医治疗方法的李文华坚持治疗了两年，期间不断地检查，肿瘤没有再发展，但是也没有消失。为了防止肿瘤扩散，医生建议李文华做手术切除声带。李文华回忆说："我当时的心情非常的复杂。如果不接受手术，生命将受到威胁，但是一想到今后不能再说相声甚至不能说话了，我的心都快被撕裂了。我每天愁眉苦脸的，情绪很悲观、绝望！"说到这里，李老师有些激动，他看了看坐在对面、陪他走了将近 50 年的老伴苑福云继续说："这时候，我的家人、老伴和子女耐心地开导我，头颈科的医护人员每天也都耐心地劝说解释，告诉我手术之后还可以学习用食道发声。”

◎ 如此发声

李文华勇敢地接受了手术，手术非常成功。医生介绍说：“喉手术是带菌的手术，加上术前足量放射治疗，术后是极易发生伤口感染和咽瘘的，但李文华伤口愈合很快，没有发生任何并发症。”李文华自己回忆说：“手术虽然非常成功，但很长时间，我的心情都很沉重。”他说：“一个演员，最珍惜的就是自己的艺术生命。自己的工作就是说话，结果说话的工具坏了，那就意味着失业了，下岗了，永远告别舞台了，永远远离观众了。”

我们能够想象出李文华当时绝望和痛苦的心情，何况他还是一个视相声为生命的人。顺利完成手术的李文华，两个月后在主治医生的建议下开始学习食道发声。他参加了当时北京同仁医院办的食道发声训练班，开始了第二次“牙牙学语”。每周两天半，李文华坐公交车到北京沙子口跟医生学习发音，最开始是从打嗝练起，慢慢地往外蹦字，然后练音、讲单词，朗读诗句。当时正值冬季，天气很冷，但为了能够尽早学会说话，李文华无论刮风下雪都坚持去训练班学习，回到家也反复练习。经过两个多月的练习，说相声出身的他凭着自己的语言功底和顽强毅力，以最短的时间学会了用食道说话，病中已经能够跟大家进行语言交流了，李文华非常高兴，家人和朋友闻讯都纷纷前来祝贺。

◎ 第二次生命

学会了食道发声之后，李文华就自动做起了抗癌大使，经常出入于中国医学科学院肿瘤医院头颈科和其他医院的病房，给其他即将接受手术和手术后的病友送去鼓励，用自己的事例鼓励病友战胜病疾，勇敢面对生活。他还参加了肿瘤医院第一期食道发声训练班，担任特约辅导员，与医生一起帮助病人学习说话，受他鼓励的病友康复得很快。他家里的电话成了健康咨询热线，每天来电话问候他、向他咨询问题、感谢他的人络绎不绝。

李文华说："谢谢社会，谢谢医生，给了我第二次生命，我无以为报，我只有以自己的实际抗癌故事来鼓励其他病友。这让我很欣慰，也说明了我还能为社会做点事情，我自己也很有成就感。"

除了帮助其他病人，李文华老师对相声的情缘一直没有断过。尤其是他病退后离开舞台，接到了来自全国20多个省市许多观众和病友的来信。他对记者说："面对这些洋溢的问候，我特别的感动，可是我已经不能再上舞台说相声了。我天天做梦都是重新说相声。有一天，我突然醒悟了，我不能说，但我可以写。于是在闲暇时间，我有了创作灵感就写点小段子，写完以后，我心里特高兴，原来我老说自己下岗了，现在我称自己转岗工，从说到写，我的相声情缘延续下来了，我也算为社会添砖加瓦了。"

李文华在与病疾做斗争的期间先后写了单口相声《吃饭》、《许愿》、《喝粥》，对口相声《医盲》、《住院须知》、《相声小段》等作品。李文华的搭档、著名的相声演员姜昆把他和李文华老师合作过的相声和李老晚年创作的这些作品整理起来，编辑成书出版了《姜昆李文华相声选》，还专门筹办了"李文华相声艺术40周年纪念会"。相声演员冯巩也被李文华老师对艺术的追求和精湛的演技所折服，在李文华术后与他激情合作了许多影视剧，诸如《那五》、《离婚合同》等。李文华经常说："虽然我扮演的是一个不用说话的角色，但我很高兴，因为我还有价值，我能尽我所能为社会做事。"

李文华说："通过自己的经历和这些年的亲闻目睹，我对癌症有了全新的认知：有1/3甚至更多的癌症患者不是医治无效死亡的，而是被吓死的。所以，如果问我战胜癌症的秘诀是什么，我会说，第一是心态，敢于面对，乐观坚强；第二是及时治疗，并积极配合医生治疗；第三是家人、亲朋好友的关爱；第四是对生活的热爱，对艺术的不懈追求。正是如此，让我真正在心里改变对疾病的认识，明白了生活的真谛：乐观开朗，健康快乐，平平淡淡地做有益的事。只要人人都献出一点爱，世界将变成美好的人间。癌症并不可怕，只要我们正确地对待它。”

肝癌患者为什么需要时刻保持大便通畅？

肝癌患者在接受治疗、进入护理康复期后，每个医师都要嘱托医护人员时刻注意肝癌患者是否保持大便通畅，这是为什么呢？

原来，消化的食物转化为粪便后，在肠道内滞留时间延长，就会产生较正常人多的有害物质，这些有害物质被大肠吸收后，会增加肝脏解毒功能的负担，同时对肝脏细胞亦是一种损害，如果长期这样，损坏的肝细胞恢复减慢，损伤加快，易致病情恶化。同时，过多的毒素还会进入大脑，损害中枢神经系统，因此，肝癌患者应适量进食一些富含纤维素的食物，如芹菜、韭菜等，以保持大便通畅。

肝癌患者如果饮食不当，过多进食肉类及纤维素少的食品，加之病人休养而活动量减少，胃肠蠕动减慢，易导致习惯性便秘，这对肝癌病人的恢复和预后是极为不利的，因此提醒肝癌患者要保持大便的通畅，以免加重病情。

生活中如何防止肿瘤患者出现便秘？

很多肿瘤患者由于高龄，免疫力降低，肠道的传导和通降能力减退，排空能力减弱，同时肠道的腺体分泌功能容易受到抑制，使肠道的水分吸收调节发生障碍，加之饮食上纤维素摄入不足，粪便在肠道停留过久，水分被吸收过度而干硬致使排便困难。另外，许多口服止痛药也容易引起便秘。

如果患者发生便秘，家人最好给患者创造一个轻松的环境，安排充足的排便时间。在饮食方面，早餐前空腹饮用温开水，多增加水果、蔬菜、粗粮、豆类等富含粗纤维食物的摄入，禁食辛辣、刺激性食物，少食牛奶、糖等产气的食物，可防止腹胀和预防便秘。

此外，脐周按摩可有效缓解便秘。让患者平卧，自然放松，家属可站其右侧，用右手掌的大小鱼际肌在患者脐周做环形按摩，每次按摩10分钟，早晚各1次。也可让患者自行操作，按摩手法要缓慢、柔和，力量适中，以患者有温热感为宜，这样能行气导滞，和肠通便，取得良好的疗效。操作过程中患者如有不适应暂停。

知识链接

营养膳食调配是预防和治疗便秘的最佳方法，各种豆芽、海藻类（海带、裙带菜等）、醋豆、白萝卜、菠菜、大蒜等，都有很好的通便作用。蜂蜜既清热又解毒，可减少化疗药物所致毒副作用，患者长期坚持服用可预防便秘的发生。

膳食治疗的同时，养成良好的饮食和排便习惯也是预防便秘的关键。在早餐或清晨起床后无论有无便意，都应用力做排便动作，排便时双手用力握拳、中指用力按压掌心，可将双手压在腹部，做咳嗽动作，以增加腹压，促进排便。并且集中注意力，不要同时阅读报纸或做其他事情，也不要吸烟。

在病情许可的情况下，保证足够的饮水量，每日清晨起床后饮温开水

400～500毫升，以保证机体足够的水分润肠软便，使活动前1小时内肠道水分充足，以免起床活动后肠道吸收水分造成大便秘结，引起排便困难。

癌症病人出现便秘怎么办？

便秘是一件令人十分痛苦的事情，对癌症病人来说更是如此。癌症病人因肠道蠕动缓慢，肠功能紊乱，食物残渣中的水分被肠壁过分吸收，造成大便干结、排便困难。

便秘原因

◉ 饮食过精细。许多癌症病人对饮食过分讲究精细，讲究营养价值和滋补功效，讲究有无抗癌功效等，而忽视饮食的均衡性，尤其是粗细搭配的重要性。如果饮食太精细，加之进食量少及饮水量少，就很容易发生便秘。

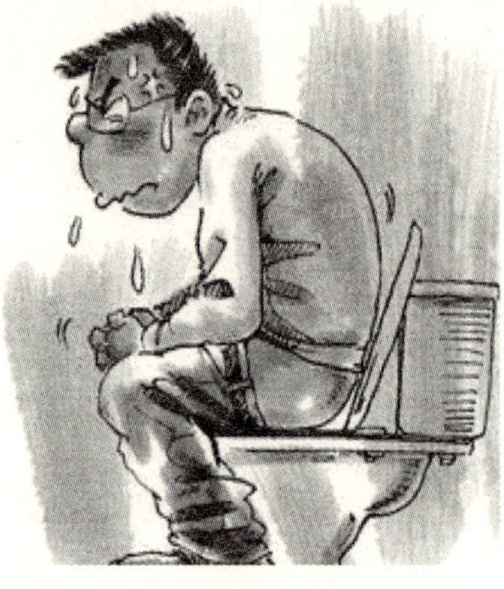

便 秘

◉ 药物副作用。可能引起便秘的药物包括：吗啡及阿片类止痛药、抗生素、恩丹西酮类止吐药、长春碱类化疗药、颠茄合剂、阿托品、抗抑郁药、利尿剂、铁、钙剂、镇静催眠剂等。其中阿片类止痛药引起便秘的发生率高达90%～100%。

◉ 体质太虚弱。体质太弱、腹肌无力、营养不良、恶病质，以及长期卧床，活动较少等，都容易引起便秘。

◉ 其他并发症。由于肿瘤导致其他疾病，或手术或放射治疗后结肠瘢痕狭窄或肿块压迫，或抑郁、焦虑等精神因素均能引起便秘。

◎ 环境有变化。住院后的陌生感或不安的环境，使病人一再推迟排便，或改变排便习惯（如使用卧式便盆）也容易引起便秘。

预防以及治疗

◎ 应用泻药。泻药不可随意使用，由于不同的人对泻药敏感性有较大差异，对泻药敏感者，尤其是年老体弱者，若用药量不当，轻者造成腹泻，重者甚至导致脱水，可加重便秘。因此，服用泻药应在医生指导下，依据已拟定的预防便秘方案，选择泻药。

◎ 多吃纤维食品。多吃富含纤维的食品，包括蔬菜、水果、谷物、豆类、粗粮及各种果仁类食物。平时多饮水。

◎ 开展规律运动。有规律运动，每天散步至少 20 ~ 30 分钟。

◎ 养成排便习惯。要有规律地排便，并给排便安排足够的时间和安静的环境。

◎ 用开塞露排便。大便干结难排，最快捷的方法是将开塞露（1 ~ 2 支）直接置于肛内，以利于大便顺利排出，也可请医生使用肥皂水或比沙可啶灌肠。

◎ 加刺激性泻药。一般便秘可增加刺激性泻药（如番泻叶）用药剂量，具体用法遵医嘱。

◎ 选强效性泻药。重度便秘则可能需要在医生指导下选择强效泻药，如比沙可啶 2 ~ 3 片口服，或乳果糖 30 ~ 60 毫升。

故事链接

王恨水是一位食道癌患者，医生为他做了切除手术，为了防止癌症复发又进行放射治疗。放疗时间不长，就出现口干而且大便也干结难解。他吃了香蕉、蜂蜜等滋润生津通便的食品，仍止不了口干和大便干燥。于是，他就来到药店购来麻仁丸、润肠丸服用，这下大便不仅通了而且解下了不少稀便。时隔几天，大便变得更加难解，他又买来开塞露，可是大便没有到肛门，还在肠子里面，开塞露根本就不管用。无奈之下他找了一位中医治疗。医生问过病情，告之他的病治偏了。癌症经过放、化疗后，一般身体某些功能会低下，体内的津液也会被耗伤，这时如用通泻的药，只会使体内津液更少。肠道津液少了，则大便更难解。于是医生为他开了补气生津的药方，方中还特地加入了人参等大补元气的药，又让他多吃点梨汁、蔗汁和新鲜蔬菜。果然，王恨水的便秘症状消除了，口干也有所好转。

晚期肿瘤患者出现褥疮该怎么办？

肿瘤晚期的病人不仅受到疼痛的困扰，还会因为疾病使活动受限，甚至无法行动，只能卧床。但长时间的卧床会导致病人生褥疮，这就需要家属悉心护理。预防褥疮要做到“七勤”，即勤翻身、勤擦洗、勤按摩、勤换洗、勤整理、勤检查、勤交代。具体办法是：

- 在病情允许的前提下，家属要每2～3小时协助病人翻身1次。病人侧卧位时应保持与床铺呈45度角，背部垫软枕，使一部分重力压在软枕上，另一部分落在臀部，同时避开骨头突出部。病情不允许翻身者，可酌情采用15～30度角之间的体位着力，以缓冲对长期受压部位的压力。半卧位时床铺应倾斜45度，以避免造成组织内毛细血管供血中断，使皮肤受损。避免用力推拉等动作。

- 床铺应保持平整、干燥、清洁、无皱褶、无碎屑。衣被、尿不湿要及时更换，大、小便失禁时，尤应保持皮肤及被褥的干燥。使用便盆时，应协助病人抬高臀部，便盆上最好垫以软纸或布类，以防擦伤。

- 褥疮多发部位，涂抹凡士林使其形成封闭性油膜，以缓解局部垂直压力，减少皮肤擦伤。

◎ 每天定时检查受压部位，用温热水毛巾拭擦受压处，如皮肤干燥且有脱屑者，可涂少量润滑剂，以免干裂出血。

放疗后的皮肤反应该如何护理？

放疗是恶性肿瘤三大治疗手段之一，它是利用放射线照射在肿瘤组织上，使生物体内能量传递，引起细胞活性损伤，以致将细胞杀灭。外照射后首先是皮肤暴露于较高强度的放射线，除其他放射性副反应外，皮肤也会出现不良反应。如何减轻这些不良反应呢？方法如下：

护理方法：

◎ 放疗处皮肤避免不良刺激。不用碘酒、肥皂、粘贴胶布；不冷、热敷；避免风吹日晒。

◎ 放疗处皮肤出现近期反应的护理。红斑、烧灼感，没有疼痛，不作处理可自行消退；出现干性脱皮可用冰片滑石粉；出现湿性脱皮可停止放疗及使用烧伤湿润膏；照射处出现皮肤溃疡者，应局部保持干燥、清洁，局部可用鱼肝油软膏、维斯克药水、1%龙胆紫，具有消炎、收敛、保护作用；有痒时可用手按一按，千万不能抓或擦；出现糜烂伴恶臭味，可局部换药及全身抗感染。

◎ 放疗处皮肤出现远期反应的护理。由于定时射线照射，使局部皮肤出现暗红色，硬、疼痛等肌肉纤维化。这不是复发或转移现象，应先让消除病人紧张情绪，并采用活血化瘀药和止痛处理，指导病人多活动，定期作功能锻炼，以免影响功能。

◎ 尽量解除患者的心理负担。无论是何种疾病，患者或多或少地会有一些心理上的忧虑，特别是恶性肿瘤患者，他们的心理负担相对来说更为沉重，因此解除其心理负担对疾病的康复与痊愈是非常有益的。故在上述护理要点的基础上，要对患者进行心理疏导，使他们更多地理解放疗的必要性与放疗所产生的不良反应，包括皮肤反应，这对预防和处理皮肤反应和尽早康复具有一定的作用。

（引自付美兰：《肿瘤放疗后皮肤反应的护理方法与探讨》，《宜春学院学报》2007 年第 6 期。）

如何缓解化疗导致的恶心、呕吐？

恶心、呕吐是化疗中常见的副反应，不但显著影响化疗进程，阻碍营养吸收，降低生活质量，还对病人的心理产生很大的压力，而精神紧张往往加重呕吐。

因此，病人在呕吐时，家属要注意护理，让病人取半卧位或侧卧位以减少呕吐及防止呕吐物吸入气管而造成窒息。呕吐严重者，也可用黄瓜及橘皮贴在迎香穴（鼻翼旁）减轻恶心、呕吐症状，尽量避免病人不喜欢的味道。

由于病人抵抗力低下，进食少以及化疗药物的刺激，部分病人易产生口腔黏膜炎症或溃疡，所以建议病人在呕吐后漱口。如果病人生活不能自理，家人可每日用生理盐水棉球擦洗口腔 2～3 次。

如果在化疗期间注意合理的饮食搭配，选软食或流质饮食，进食高蛋白、高维生素、低脂肪膳食，既能补充营养、增强体质，提高病人对化疗的耐受性，又能减轻胃肠道负担。

化疗时出现口腔溃疡怎么办？

化疗是治疗恶性肿瘤常用的手段，但是化疗药物的使用除了杀伤癌细胞外,也会杀伤生长旺盛的正常细胞并抑制机体的免疫系统。化疗过程中由于代谢旺盛的口腔黏膜细胞也受到杀伤,常常会使化疗患者出现口腔溃疡,发生率可达66%。为了预防或减轻口腔溃疡的发生,可以从以下几个方面着手:

- 化疗前进行一次口腔的全面检查和处理,例如清洁牙齿并且处理口腔问题,包括智牙、脓包、牙龈疾病或者是安装假牙等。
- 每餐饭后,用软毛牙刷轻刷牙,如果患者的牙龈十分敏感,可选用非刺激性的或是含苏打成分的牙膏,或者只用湿棉花擦拭即可。
- 避免使用一般含有较多盐分或酒精成分的市售漱口水,以免刺激性太强,造成口腔溃疡的疼痛。如果出现口腔溃疡,可以请医师开一些药膏涂抹在溃疡处,以减轻疼痛。
- 食物宜清凉,避免辛、热、辣,以免刺激溃疡处。
- 尽量吃些质地较软的食物,如冰淇淋、奶制品、软性水果(如香蕉、苹果泥等)、马铃薯泥、煮过的麦片、水煮蛋或炒蛋、通心粉、米饭、软面食等。可用果汁机把煮过的食物打碎,以方便食用。
- 避免酸性及刺激性的食物,以免又刺激伤口而造成疼痛。
- 把干硬食物泡在水里或浓汤中,待食物软后再吃。
- 每天吃复合维生素B也可以预防在化疗时产生口腔溃疡。

口腔溃疡往往会给肿瘤患者的治疗和康复带来很多不利的影响。比如溃疡往往会造成饮食困难,因为疼痛常常会造成患者恐惧甚至拒绝饮食,长此下去会影响患者的情绪,干扰康复护理和治疗用药。因此,此时除了医生的治疗,家人的关心以及患者自身情绪的调整对于增强其战胜疾病的信心也显得非常重要。

故事链接

成奎安化疗期间的护理小方

2004年,香港演员成奎安(大傻)一直忙于内地的工作,那段时间常常出现耳鸣,但最初他也不以为然,以为自己舟车劳顿而已。后来回港检查才知道自己患了第四期鼻咽癌,癌细胞已经扩散得很严重,需要马上入院接受化疗。接受化疗的成奎安,常常嗅到自己身上有很大的烧烤味,喉咙干涸。为了使情况得以舒缓,他便四处寻找中药良方,后来经朋友介绍开始饮用白萝卜水,这个小小的方子令情况大大改善。

化疗后发生腹泻该如何护理?

化疗是延长肿瘤患者生命的非常重要的治疗方法,但是长期的化疗往往会出现腹泻等副作用。腹泻会给医生的治疗和患者的身体带来很多麻烦。在癌症的治疗过程中常常会因为腹泻导致营养不良、电解质紊乱,严重可致化疗过程中断。为了加强治疗的效果,改善患者的体质,病人家属一定要认真学习如何进行适宜的护理,以减轻患者因腹泻产生的痛苦,避免并发症的发生。

腹部保暖

腹部冷刺激会使肠蠕动加快,所以应注意腹部的保暖。避免腹部按摩、压迫等,以减少肠蠕动。

肛周皮肤保洁

腹泻使肛周皮肤易出现感染和糜烂,因此,每天要用温水清洗2~3次,每次排便后用软纸轻轻吸干,勿损伤肛周围皮肤,并保持内裤、床单清洁干燥。肛门有刺激症状者可采用温水擦洗或坐浴。便后可用温开水坐浴或热敷,必要时肛周可涂抹凡士林、抗过敏软膏或抗生素软膏,还可以用防水保护膜贴在肛周，防止粪便刺激。

饮食调节

尽管一些患者的腹泻症状不可能完全消失，但恰当的饮食调节或肠道休息可使一些患者腹泻症状减轻。家属不仅要从精神上、生活上关心患者，体贴患者，还应根据引起腹泻的不同原因进行饮食调节，在饮食上选择易消化、高蛋白、高糖、低脂肪的食物，坚持少量多餐，宜进食温和性的食物，避免刺激性、过敏性食物，高渗性食品以及过冷、过热、产气食品。

口腔清洁

化疗会使白细胞减少，抵抗力下降，此时口腔的正常菌群也易随食物引起肠道感染。肠道感染时临床常用广谱抗生素或高效抗生素，极易引起霉菌感染，口腔黏膜是最易发生感染的部位，因此，口腔护理对腹泻患者非常重要。严格指导患者用强氧化离子水和1%的制霉菌素液交替饭前、饭后漱口，防止食物残渣滞留，保持口腔清洁卫生。也可用生理盐水棉球擦拭口腔，每日1次。

心理护理

癌症患者普遍存在焦虑、恐惧、抑郁、悲观等心理，再加上化疗引起的胃肠道反应尤其是严重的腹泻，会加重这些不良情绪。据报道，心理镇静可减少肠蠕动和肠黏膜的分泌，因此，家属一定要做好患者的心理疏导，尊重并尽量满足患者要求，以减轻其心理压力，使其积极配合治疗。

（引自张怡：《化疗相关性腹泻的治疗与护理》，《护理实践与研究》2008年第5卷第4期下半月版。）

患者在化疗期间应该如何护理?

心理护理

癌症患者接受化疗时,必然会加剧焦虑、抑郁和恐惧心理,又由于疾病的折磨,常将不良的情绪发泄到家人身上。家人应多理解和关爱患者,还要尽量多与患者进行有效沟通,认真倾听患者的诉说及心理感受,关心、体贴、同情患者,尽可能减轻患者的思想顾虑,使其积极配合治疗。

创造良好环境

对一些爱好音乐的患者,化疗时可以播放他们喜欢的音乐。患者听音乐时,植物神经兴奋性下降,会影响病人的生理、心理及情感反应,可分散患者注意力,减轻化疗中的恶心、呕吐等生理反应。同时要减少各种不良的刺激,如污物、药物、气味等,尤其是与化疗药稀释后的颜色相同的食物应尽量避免,以防产生不良的条件反射。

饮食清淡少量

饮食给予流质或半流质,如稀饭、清汤、粥等,少量多餐,并根据病人进食和呕吐的情况给予适当补充水分,如果汁、糖水、盐水等。

患者在化疗期间应该吃些什么?

肿瘤患者的营养是极其重要的问题。许多因素(包括疾病因素、手术、放疗和化疗等肿瘤的主要治疗手段)均可造成患者营养障碍,特别是化疗对营养的影响更大。因此,解决患者的营养问题,才能保证其顺利完成化疗,并有利于康复。

在接受化疗前患者可适当地补充营养,鼓励多进食高蛋白、高热量、高维生素、易消化的食物,选择适合患者口味的食物,避免油腻、辛辣的食物。在化疗前应食用高蛋白饮食,按患者消耗,选用蛋类、乳类、瘦肉、禽类及豆制品等食物,化疗期间多食含维生素及碳水化合物等可增加免疫功能的食物。对呕吐剧烈者,在化疗前 2 小时内避免进食,在治疗后以少食多餐方式给予高热量、高蛋白、易消化的食物,多食新鲜蔬菜及水果,避免同时摄食冷、热的食物,多食含钠、钾的食物,少食产气食物。

化疗期间脱发怎么办?

脱发(秃头症)会破坏人的心情。不是所有的化疗药物都会导致脱发,一些患者的头发也只是变得稀疏一点。家属要向患者说明脱发是一种暂时的现象,化疗停止后头发会自行长出。但是,头发的颜色或发质可能会有所不同。毛发脱落发生在身体的各个部位,不仅仅在头部。脸上的毛发、手臂和大腿上的毛、腋毛和阴毛都会受到影响,但是通常不会马上脱落。一般来说,化疗进行一阵以后,毛发才开始脱落。那时,毛发逐渐或成块脱落,残存的毛发也变得干滞无光泽。

一旦发生脱发,要注意头部防晒,避免用刺激性洗发液,同时可建议女患者戴假发或帽子,以消除患者的不良心理。

知识链接

化疗时,头发和头皮需要特别护理,可按以下建议试试:使用温和的洗发液,使用软的梳子。如果必须用吹风机,请用低温一档。不要用发卷做头,不要染发或定型。剪短发会使你的头发看上去要浓密一点,即使脱发也易处理。使用防晒油,戴帽子、围巾或假发来保护头发免受太阳照射。用绸缎枕套。

如果需要戴假发，可以在毛发大量脱落前就去选购假发，这样可以按照自己原来头发的颜色、发质和样式进行挑选。

癌症患者手术前如何做好心理准备？

在许多病人和家属眼中，手术室大门通常被视为是一道生死离别的“鬼门关”。患者常常因为对生命的渴望和对外科手术的恐惧而在手术前很难摆脱紧张的心理，以至于很多癌症病人会产生不同程度的心理压力，往往在手术快要开始时，心理剧烈紧张，血压直线上升，严重影响治疗和护理工作的进展。对此，家属要积极耐心细致地对病人进行手术前的心理安抚，使手术治疗顺利进行。

使病人保持情绪稳定。家属矛盾的心理往往直接影响病人的情绪。要做好术前的心理护理，家属的积极配合是十分重要的。病人由于疾病的折磨，常将不良的情绪发泄到家属身上，而家属的委屈和痛苦不能得到病人的认可，极易产生矛盾，从而对病人失去耐心。对此要做好家属的思想工作，调动家属对手术治疗的积极性，与医护人员配合，让病人感到温暖，减少心理负担。家属还要尽量多陪伴病人，避免一切刺激病人的言行，使病人情绪稳定地接受手术治疗，唤起病人与疾病做斗争的勇气与信心。

术前要多予安慰体贴，减轻病人术中痛苦心理。手术室的环境是病人所不熟悉的，许多手术是在患者意识清醒状态下进行的，患者在刚刚进入手术室时，除焦虑、紧张、恐惧的心理外，还会出现“童心复萌”的表现，往往会像孩子一样寻求安慰，要求家人或护理人员紧握他们的手，这是巨大的心理压力表现出来的强烈安全要求。这时简单的动作，无声的体态语言，会让手术病人体会到我们的关心体贴，使他们有温暖亲切的感觉，产生安全感，从而使术前紧张痛苦的情绪得到缓解，保证病人术中的心理稳定。

（引自吴小丽：《癌症病人手术前的心理护理》，《国医论坛》2009年第3期。）

故事链接

今年70岁的胡师傅头发花白，思维敏捷，说话不紧不慢，底气十足，一点也不像得过原发性横结肠癌、转移性胃癌的人。

1995年7月底，胡师傅还是河南省地矿厅的工会主席，他出现了一吃就泻的现象，做胃镜发现贲门、幽门、十二指肠、胃大弯有4处溃疡。医生建议手术，但因为胡师傅工作太忙就采取了保守疗法。

1996年2月，胡师傅再次因胃疼腹泻住院，医生告诉他情况不太妙，让他手术。“手术后才知道我的病不是不太妙，而是很不妙。”胡师傅说。医生早期善意的谎言让他没有太大的心理压力。事实上，肿瘤长在横结肠上，把胃顶穿了，胃上也有癌细胞，手术切除了横结肠，胃也被切除了2/3。

说起抗癌秘诀，胡师傅说：“最大的秘诀是思想上的放松，对待疾病一定要战略上藐视，战术上重视。”

1996年他到北京去找一个专家朋友，遇到了一位51岁的女士，当说到癌症说到死亡时，这位女士哈哈一笑说：“你怕啥？你看我，我家包括我在内有3个癌症患者，我老公还和我离婚了，你看我够不幸的了吧。可我想得很开，我买了一辆车，治疗之余就开着车四处转悠。我比你年轻，我都不怕死你怕啥哩？”

胡师傅说：“得了癌症说不怕是假的，但这位女士的话让他一下豁然开朗。死有什么好怕的，自然规律而已。”就这样，胡师傅一下放松了，该吃药吃药，该化疗化疗。“当你放下对死的恐惧感时就会轻松很多，精神放松了,身体反而好起来了。”

1998年退休后,胡师傅重新安排了自己的生活。

每天早上5:30起床打太极拳,再做些别的锻炼;1个小时后吃饭,饭后去上老年大学,政治、经济、法律……什么课都听,后来还开始接触绘画,学画花鸟;下午在家写作业;晚上看了新闻、天气预报就钻进画室绘画,或者钻研绘画理论,心无杂念。每周他还会抽出时间和老友聚聚。

每天时间安排得满满的,每天做的都是自己喜欢的事,哪有空去想生死想疾病?胡师傅的这种生活一直坚持到现在,如今的胡师傅“全然不知老之已至”,还结交了许多志趣相投的朋友,经常一起切磋画艺、谈天说地,生活的烦恼没了,对死亡的恐惧没了,生活过得有滋有味。

手术后胡师傅的饮食没有什么特别的,每天少吃多餐,严遵医嘱,除了多吃一些有营养、增强免疫力的食物外,没有用过任何保健品。

如今,胡师傅已经成功抗癌13年了,而且状态越来越好。胡师傅说,人要学会忘记,忘记年龄,忘记疾病,就一定能战胜病魔。

(引自《中国胃病网》)

老年癌症病人该吃什么?

老年人本身胃肠功能减弱,再加上放、化疗后胃肠道的不良反应,病人常恶心、呕吐、食欲缺乏、不能进食。这时应根据病人胃口做一些营养价值高、易消化的食物,如鱼、豆类。为保证摄取足够的营养,还应注意食物的色、香、味以增加病人食欲。同时应少食多餐,随时需要随时补充。

癌症患者因情绪波动、癌症进展、抗癌治疗等原因会发生消化道不良症状,出现胃肠反应,如食欲不振、厌食、食之无味,甚者发生恶心、呕吐,引起消瘦、营养不良、全身抵抗力下降。因此,癌症患者在抗癌治疗的各个时期，都应注意饮食护理的问题。

饮食的形式可分普食、软食、半流食、流食，应根据病人病情及身体情况来选择。一般来说，病人所需总热量与正常人相差不多，每公斤体重每天125.4～250.8千焦(30～60千卡)，蛋白质供给量为每天每公斤体重15克，其中动物蛋白质占20%～30%。具体计算时，只要知道病人的体重，再与上述数字相乘即可。如患者体重60公斤，则每天需要总热量752.4～1 504.8千焦(1 800～3 600千卡)，每天需要蛋白质90克，其中动物蛋白质18～27克。以上热量分3次食入，即每顿饭各1/3，也可早餐1/5，午餐、晚餐各2/5。对有的患者，也可一日4～5餐。

除饮食外，饮水也很重要，病人每天应定时饮一定量的水。特别是颈部放疗的病人，容易引起口干，唾液减少，吞咽困难，更应保证水的供给。多饮水还有利于体内毒素、代谢产物的排泄，可以改善人体内环境，有利抗癌。

知识链接

老年癌症食谱

◎ 马齿苋绿豆汤。新鲜马齿苋120克(或干品60克)、绿豆60克。将上述原料加水适量，煎汤500毫升。每日1～2次，连服2～3周。

◎ 赤小豆苡米粥。赤小豆50克，生苡米浸透。以文火煮烂，加大米共煮成粥，加糖服食。清热利水，散血解毒。

◎ 紫苋粥。新鲜紫苋100克、粳米100克。将紫苋去根洗净切碎，同粳米煮粥。每日2次，连服10～15天。紫苋味甘性凉，有清热凉血散瘀作用，制成粥，有助于体力恢复。

◎ 核桃莲肉糕。核桃仁100克、莲肉(去芯)300克、芡实粉60克、糯米500克。核桃、莲肉加水煮烂，捣碎成泥。糯米浸水2小时后，与核桃肉、莲泥及芡实粉置盆内隔水蒸熟，稍凉切块，撒白糖一层。每日早晚各一次，酌量服用，连服10～15天。温肾健脾，厚肠止泻。

黄芪参枣粥。生黄芪300克、党参30克、甘草15克、粳米100克，大枣10枚。将生黄芪、党参、甘草浓煎取汁。粳米、大枣同煮，待粥成后兑入药汁调匀，早晚服用，连服10～15天。补气养血。

癌症患者能否有性生活？

在手术、化疗或放疗期间如果肿瘤病人体力状况不佳时应暂停性生活，在康复期的肿瘤患者如果有自发性欲要求，可以进行适当的性生活。关键是应该掌握性生活的尺度，应以患者不感到腰酸、头昏疲劳为宜。同时作为患者的配偶更加需要正确理解性生活对患者的意义，适当的、和谐的性生活会使患者能真正舒心适意，缓解紧张的情绪，使他们的病情得到减轻。

肿瘤康复期患者有适当的性生活不仅对身体无害，还可振奋精神，重新鼓起生活的勇气，对患者的治疗、康复等都有积极的促进作用。另外夫妻保持正常的性生活，使患者对生活充满热爱，从而可以延长肿瘤患者的有限生命。

癌症病人是否该补？如何补？

癌症病人增加营养会助长癌细胞的生长、扩散，增加转移的机会，这是一种非常片面的看法，也是没有科学依据的。癌症病人同正常人一样，如不增加营养就会造成营养不良，降低机体的免疫力，严重影响病人的康复。相反，增加营养能改善机体的营养不良状况，提高机体的免疫力，使机体的抗癌能力得以提高。所以癌症病人在治疗期间，配合高营养价值饮食是有好处的。营养疗法使机体受益大于肿瘤受益。国外已将营养疗法作为整个抗癌计划的一个重要的组成部分。饮食中某些物质可防癌抗癌，有些物质又促癌致癌，因此养成良好的饮食习惯非常重要，特提出以下注意事项：

- 饮食要定时、定量，少食多餐对消化道癌症病人更合适。
- 多吃富含维生素A、C、E的食品，多吃绿色蔬菜和水果。
- 常吃含有能抑制致癌作用的食物，如苤蓝、包心菜、胡萝卜、油菜、蒜、植物油、鱼等。
- 不吃盐腌、烟熏、火烤和油炸的食物，特别是烤糊焦化了的食物。
- 坚持低脂肪饮食，常吃些瘦肉、鸡蛋及酸奶。
- 食物应保持新鲜，不吃发霉变质的食物。
- 下定决心戒除烟酒。
- 保持大便通畅，便秘病人应吃富有纤维素的食物，每天喝一些蜂蜜。
- 多吃粗粮杂粮，如粗米、玉米、全麦片，少吃精米、精面。
- 常吃富有营养的干果、种籽类食物，如葵花子、芝麻、南瓜子、西瓜子、花生、核桃、杏干、杏仁、葡萄干等。

知识链接

癌症病人在康复期间，应根据自己的情况，在医生的指导下饮食进补，有利于病人的康复，对于防止疾病复发也大有益处。补品一般分为平补、凉补、温补、峻补四种。

- 平补。一般指性以甘平为主，不寒不热，不腻不燥，补性平和而且缓慢的补品，癌症病人可以长期选用。常用的补品有山药、莲子、芝麻、燕窝、银耳、山楂等。

◉ 凉补。是指性偏寒凉的补品，适用于身体虚弱，阴虚不足和气阴两虚者。常用的补品有梨、菱角、菊花等。

◉ 温补。是指性温或性热的补品，适用于阴虚或气阴亏损的病人，如肢体冷、畏寒、倦怠乏力的病人。如果病人表现为口干舌燥、手足心热、大便秘结，则不宜食用。常用的补品有牛肉、羊肉、大枣、桂圆、杏仁、杏、桃、海虾等。

◉ 峻补。是指性情较热，补益作用峻急，疗效迅速的补品，主要用于癌症病人虚脱、休克。常用的补品有人参、肉桂、鹿茸、人胎盘等。

癌症病人能吃鸡和鸡蛋吗?

社会上流传一种说法，癌症应忌吃鸡与鸡蛋。其实这种一概否定的说法是缺乏科学根据的。现代研究认为，鸡蛋中除有人体所需的8种氨基酸外，还有维生素A、维生素B_2与胆固醇。1986年中国科学院遗传研究所从鸡蛋中分离出一种抗胃癌细胞的Igy抗体，经动物实验证明，这种抗体能杀死大部分胃癌细胞，对正常的组织无任何损伤。

所以，癌症病人除伴有胆道阻塞、尿毒症、严重肾功能损害或患胰腺肿瘤时不宜多食鸡与鸡蛋外，适量、经常服用鸡与鸡蛋可增加机体的抵抗力。

生了癌症是否可以多吃甲鱼、鸽子?

甲鱼肉含有大量的优质蛋白质、氨基酸、矿物质、微量元素，以及维生素A、B_1、B_2等，临床研究表明，食甲鱼可控制人体肝癌细胞、胃癌细胞、急性淋巴型白血病细胞。对于癌症病人如有阴虚表现,如身体消瘦、心烦口干、虚弱无力、午后低热、手足心热、舌红、脉细数等,吃甲鱼可以作为一种辅助治疗的手段。但是,甲鱼作为一种滋补的食物,滋腻而难以消化,容易影响食欲,削弱身体的抵抗力。在胃口不好、食后饱胀、恶心呕吐、大便溏薄、苔腻的时候不能食用。

鸽子肉营养丰富,蛋白质含量在15%以上。此外,鸽肉所含的钙、铁、铜等元素及维生素A、B、E等都比鸡、鱼、牛、羊肉含量高。乳鸽含有较多的支链氨基酸和精氨酸可促进体内蛋白质的合成,加快创伤愈合。少量吃一些鸽子肉可补充体能和营养,补充蛋白质、多肽,有利控制癌细胞,但每天不宜超过50~100克。因为禽类含蛋氨酸较高,多吃易导致高半胱氨酸血症,进而导致炎症增加,有毒废物增加,细胞损伤增加,不利癌症恢复。

故事链接

王大富最近由于人体消瘦,大便下血,被诊断为肠癌,在医院做了手术治疗。听说甲鱼、鸽子、黑鱼等属大补,癌症病人吃了特有益,于是大富的夫人让大富天天猛吃。除了天天炖甲鱼、鸽子、黑鱼汤让大富吃外,还顿顿烧炒甲鱼、黑鱼让他吃。这样吃了几个月,大富不仅体重猛增,肚大腰圆,而且越来越没劲,且腹中作胀,于是来到医院检查发现肿瘤复发,且出现严重的脂肪肝。这让大富和家人不理解,认为大富不仅接受正规治疗而且生活中注意调养,营养也十分丰富,为什么会复发呢?其实,这是他高蛋白摄入太多所致。甲鱼、鸽子、黑鱼这类食品富含高蛋白,且有的还是胶质蛋白,特难消化。医学认为人体需要的蛋白质有一定的量,一般每人每天50克蛋白质就够了,吃多了不仅增加肝脏、肾脏等脏器的负担,而且多余的蛋白质会变成废料堆积体内,极易对人体造成毒害。人体肝肾等脏器长期负担加重和废料堆积都容易造成人体的免疫力下降,内热、痰湿增加而导致癌症复发。所以古人告诉我们饮食应清淡，蛋白质、脂肪、糖类等皆不宜吃得太多。这不仅适宜养生，也是病后调理的一个指导原则。

给癌症病人按摩合适吗？

对于这个问题不能一概而论，合适与不合适，应视具体情况而定。一般来说，对于肿瘤局部的按摩是禁忌的。因为按摩并没有杀灭癌细胞的作用，反而按摩挤压能促使癌灶扩散。但是，在病人康复过程中，在肢体、关节、肌肉、经络等无癌灶处进行按摩及功能锻炼是有益的，可以防止肌肉萎缩、关节强直而最终导致的肢体废用。晚期病人常出现身体肌肉、关节不适，这时家属给予按摩，可使其减轻痛苦。

此外，手法按摩和电动按摩的作用也是不同的。手法按摩能疏通经络、调和气血；而电动按摩则促进局部循环，刺激神经末梢，改善局部新陈代谢。

如何对晚期肿瘤患者进行临终护理？

就目前医疗技术手段而言，对晚期癌症的治愈已不可能，因此对于癌症晚期患者而言，精神上和肉体上都承受着巨大的痛苦和负担，减轻患者的压力，让患者舒适生活、安然地离去，是医院和家人需要努力的方向。可以从以下一些方面着手：

改善环境

身体虚弱、免疫力低下是晚期肿瘤患者的一般体质，此时良好的休息环境对他们而言是非常重要的。要保持室内空气新鲜，保持整洁、光线充足、室温适中，必要时每日进行房间消毒，防止肺部并发症的发生。气候变化时，注意防寒保暖。

调护心理

随着肿瘤的不断转移和扩散，晚期肿瘤患者病情日益加重，因疾病折磨而消极悲观。他们既有强烈的求生欲望，又有强烈的恐惧和自卑心理，沉闷孤独、抑郁委屈、愤怒不平、悲痛欲绝、担心、忧虑、留恋生活等是多数肿瘤患者的共同心理特点，对此家属应充分了解，在日常生活中要细心观察他们的行为、表情、神态、眼神、体态姿势等非语言行为，借此深入了解分析患者的心理状况，探求、了解其心理状态及其变化，鼓励患者与疾病斗争，增强生活的信心。

关心生活

营养不良、身体衰竭是晚期肿瘤患者常见的情况，常常会因为肌肉无张力、体质衰弱和长期卧床而致褥疮发生，因此应早期使用防褥疮的气垫床，定时翻身叩背，翻身时动作要轻柔，避免拖、拉、推等动作，防止擦伤皮肤。按摩受压部位，及时更换床单、衣物。易发生褥疮的骨隆突处应放置海绵垫、气圈，防止受压，预防褥疮的发生。临终前患者多无食欲，为保证其营养充分，应根据患者饮食习惯，选择适合患者口味且营养丰富的食物，最大限度地保证患者的营养需求，但不要强迫患者进食，以免增加患者的痛苦。不能进食者，每日必须做好口腔护理，保持口腔清洁，增加舒适感。当患者特别口干时，应给予湿润。保持大便通畅，便秘患者可用开塞露塞肛或口服通便剂。

抑制疼痛

疼痛是一种感觉和情绪的体验，晚期肿瘤患者60% ~90%都有疼痛症状。临终患者最痛苦的是疼痛，它可以改变患者的情绪及心理状态，从而出现对死亡的恐惧和绝望，甚至加重病情。因此解决疼痛问题对于提高晚期肿瘤患者的生活质量及临终前的关怀治疗效果影响很大。家属应把解除患者的疼痛放在第一位,允许患者呻吟,认真倾听患者对疼痛的陈述。可根据疼痛程度,合理采取三阶梯止痛法,具体方案是:第一步,使用非麻醉性镇痛剂,如阿司匹林、安痛定、布洛芬等,适用于晚期癌症轻、中度疼痛患者;第二步,当使用常规非麻醉性镇痛剂无效时,应加入可待因等弱阿片类药物;第三步,当以上复合用药仍不能解除疼痛时,对于中度至剧烈疼痛患者应使用强阿片类药物,如吗啡。此时不要考虑成瘾问题,而应最大限度地减轻患者疼痛。在治疗时倾听患者的诉说,了解患者的心理状态,使其从精神上享受人的尊严与权利。

保证营养

由于晚期肿瘤患者长期慢性消耗,应给予营养支持,改善营养状况。应指导患者饮食,以高热量、高蛋白、高维生素、易消化的半流食、流食为宜,少量多餐,尽量满足患者营养的需要。患者不想吃时,家属应鼓励患者进食。不能进食者可通过鼻饲、静脉高营养补充营养需要。

(引自孙扬、陶雨香:《晚期肿瘤患者的临终护理》,《吉林医学》2008年第24期。)

如何预防癌症患者自杀?

大量研究显示:癌症患者大多存在焦虑和抑郁的心理反应,程度恶劣者往往将自己与死亡联系在一起,很容易导致自杀,给医院、家庭、社会带来很大的负面影响。因此,家属一定要了解癌症患者的心理状态,需要被关心的程度和方式,不宜过度关怀,要让其感到他(她)存在的价值及重要性,亲人对其的依赖、依恋等。

在饮食方面,应注意色、香、味、形,多吃水果,根据病情每天可达到

400克，少喝含糖饮料，多喝水、绿茶，常喝酸奶、豆浆，多吃新鲜蔬菜，可以延缓癌症的发展，甚至能控制或消减癌症病情。

每天至少活动锻炼30分钟以上，从事一些赏心悦目的太极拳、舞蹈、散步、画画等活动，让患者在美的活动中度过时光，淡忘病痛带来的折磨，预防自杀的发生。家属要注意观察患者的言行举止有无异常，适当陪护，把自杀行为扼杀在萌芽状态。

故事链接

无法忍受化疗，患者欲跳楼

一个阴霾的下午，在一家三甲医院的天台上，站着一名身着蓝白条纹病人服的男子，他满脸愁容，脖子和手背上贴着纱布，在天台上徘徊并不断往下探视。楼下站满了医院保安和围观的人，保安在地面上铺好了气垫，但男子看到气垫在下面就换了个地方打算重新跳。

保安和民警一起走近天台，但男子一看到他们就马上情绪激动起来，眼看着就要跳下去。经过保安和民警的反复耐心劝说，又通知其妻子赶到现场安抚，最终该男子放弃跳楼重新回到病房。

当人们问他为什么要这么干时，他说自己得了鼻咽癌而且癌细胞已经转移，“化疗实在太痛苦了”，而且他家里没钱治，所以想到不如死了算了。

经统计，广东省某大型三甲医院5年来跳楼死亡人数近20人，仅1例抢救过来，其余全部死亡；另外一家三甲医院，50%以上癌症晚期患者产生过轻生念头，平均每年2例跳楼死亡，部分患者欲采取自杀措施被及时发现并抢救。

肿瘤的康复

什么叫癌症的康复期？康复期治疗对防复发的重要影响有哪些？

病人的康复期，是指病人在身体功能上、精神上以及职业上进行恢复健康的时期。

癌症病人经过手术、化疗和放射治疗后，身体在许多方面都受到了不同程度的损害。所以，他们的康复就更为复杂，涉及到医学、心理学、社会学等许多方面。现阶段认为，癌症的康复应该从精神和身体两个方面进行，通过两个方面的努力，最终实现提高癌症病人生存率，延长生存期，改善其生活质量的目的。

康复期的监测和治疗在防止肿瘤的复发和转移中起到关键的作用。开始阶段的手术、放疗、化疗、常规治疗是必须的，取得了疗效，但不是治疗的终结，它只是为后续的康复期的治疗提供了较充足的时间，无法彻底改变使癌症发生、发展的内在动力。

而康复期的免疫刺激治疗可以调整恢复受创伤的生理机能，特别是免疫功能。只有提高机体的免疫功能，改变机体内利于肿瘤生长的小环境，才能有效地防范癌症复发、转移。

癌症治疗后如何预防其再发生转移？

在癌症的治疗过程中，如何预防癌症的扩散和转移已经成了一个至关重要的问题，因而受到越来越多人的关注。在这里总结出以下几点，供大家参考。

首先，预防癌症的扩散和转移关键是要做到早期发现。现代医学证明，早期癌症的治愈率达 90% 以上，而且早期癌症一般不发生转移或扩散。癌症若能做到早期发现，采取正确的治疗方式，经过病患的积极配合大多还是可以达到满意效果的。我们在平时应多注意身体的变化，必要时还应借助肿瘤标志物的检查、B 超、X 线检查、CT、MRI 检查、ECT 检查和内窥镜检查，为我们发现大多数的体内转移癌。要提醒患者注意的是尽量不要触摸、挤压、热敷和理疗肿瘤，以免癌瘤细胞脱落诱发或加速扩散、转移。

其次，还要做到定期复查。不是说肿瘤患者在治疗完成后就万事大吉了，治疗要通过全面的检查来评估治疗效果。所以，治疗后应进行定期复诊来判断癌症是否根治。医学研究表明，癌症的复发一般出现在治疗后 5 年内，因而进行定期复诊是大有必要的并且是终身的。

再次，精神因素与癌症的转移扩散也有着十分密切的关系。一些癌症患者常常存在悲观、恐惧的心理，造成意志消沉，精神不振；由于不能正确对待病情，不善于调整情绪，造成神气涣散，脏腑衰退，气血不畅，抗病能力下降。这部分病人生活质量严重下降，病情进展迅速，寿命也明显缩短。病患应从修身养病的角度调节自己的心情，可以通过阅读、散步、游览等各种活动开阔胸怀，培养乐观豁达的精神，从而保持心神平静，气血平和，以抵制病魔侵害。

此外，鼓励癌症患者进行适当的运动，这样可以促进气血流通，加强脏腑机能，增进食欲，也可和悦心神，开阔胸怀，因而具有扶助正气的作用，有利于预防癌症的转移及扩散。

同时，还有一些食物也具有防癌抗癌的作用。菌类如香菇含抗癌物质，并可诱发体内产生干扰素，提高机体免疫能力，抑制癌细胞的增殖；猴头菇和银耳对肉瘤、胃癌、食道癌均有抑制作用。水果如猕猴桃、柑橘、大枣等富含维生素C，可阻断人体内致癌物质亚硝酸胺的合成。还需要提醒广大癌症患者注意的是，千万不可病急乱投医，不要轻信巫术，以免延误病情。

癌症康复后如何预防其再复发？

治疗结束后的癌症患者所要面临的首要问题就是如何预防癌症的复发。那么在日常生活中我们应该为预防癌症复发做些什么呢？

首先，对于早期癌症患者通过根治手术、合理的放、化疗，再配合中医治疗调理，可以达到防止复发的目的。而中晚期癌症患者很难做到彻底清除体内残存的癌细胞，所以在进行正规治疗之后，一定要抓紧进行抗复发治疗，应定期返诊追踪检查。其次，消除或避免促使癌症复发的危险因素，积极治疗与癌症相关的慢性病，尽量避免周遭环境或生活习惯中的高危险因素。再次，癌症患者要保持愉快的心情，避免长期、过度的精神紧张和不良刺激。保持生活起居规律和充足的睡眠，避免过度疲累、熬夜等不良习惯，养成运动的习惯，杜绝吸烟、嗜酒等不良喜好。

此外，合理的膳食结构对维持人体健康至关重要，而且很多食物还有防癌的功效。中国古代和现代的很多研究都已证实海参、甲鱼都可作为预防癌症复发的食物;茶叶的抗癌治癌作用国内外已有大量报道。再有如经常食用红薯、芦笋、花椰菜、卷心菜、西兰花、芹菜、倭瓜、甜椒、胡萝卜、金花菜、苋菜、荠菜、苤蓝、芥菜、西红柿、大葱、大蒜、青瓜、大白菜等,都对预防癌症复发有很大帮助。

日常生活中如何预防癌症复发?

要想预防癌症复发,最主要的就是从生活细节上入手,培养良好的生活习惯和饮食习惯是防癌的根本。患者可从以下几方面多加注意:

饮食要清淡

清淡不仅意味着少油,还意味着少盐。盐能破坏胃黏膜表面的黏液层,使胃黏膜的屏障机能丧失,致癌物质极易入侵而造成胃癌的发病率提高,所以腌腊制品一定要少吃。

合理搭配饮食

腌制腊鱼腊肉这些容易致癌的食物若与富含维生素 C 的蔬菜,如甜椒、青花菜、豌豆苗、花菜、芹菜、青菜、苦瓜、豆瓣菜等搭配食用,将会安全得多。

多吃新鲜蔬菜和水果

不新鲜的食物中多含有亚硝胺,而新鲜蔬菜和水果中富含的维生素 C 可以抑制亚硝胺在人体内的合成,同时水果中的果胶、黄酮等物质还具有防癌作用。

多吃纤维素高的素食

肉食中的动物脂肪含有大量的饱和脂肪酸,长期食用不仅容易引起胆固醇过高及心脏血管方面的疾病,同时也有致癌的可能性。而素食可以净化血液。

少吃晚餐

晚餐过于丰盛或者经常吃夜宵，胃肠不堪重负的时候，癌变的可能性就会随之增加。

戒烟断酒

烟雾中的有害物质多达600多种，其中可致癌的有40多种，吸烟不仅危害自己，更殃及他人。

知识链接

《黄帝内经》中的中华饮食谱

《黄帝内经》是中国最早的一部医学典籍。其内容除涉及医学外，还涉及天文、物候、哲学、社会、人文等多个方面，堪称为一部奇书。书中还记载了最早的饮食谱，这饮食谱见于《黄帝内经·素问·藏气法时论》，共16个字，即“五谷为养，五果为助，五畜为益，五菜为充”。所谓五谷，按《周礼》上的记载，是指黍、稷、菽、麦、稻。黍指黏黄米，稷指粟即小米，菽指豆类，麦指小麦、大麦等，稻指大米。为养是什么意思呢？养就是滋养、长养。“五谷为养”，是说上述五种粮食，是我们中华民族赖以生存的主要营养来源。现代所说的五谷泛指谷类和豆类，如米、谷、麦、豆类等五谷杂粮。五谷含的营养成分主要是碳水化合物，其次是植物蛋白质，脂肪含量不高。古代医家们认为“五谷能养五脏之真气”。1997年中国营养学会通过了《中国居民膳食指南》第一条就是“食物多样，谷类为主”。强调人们日常所必需的能量和蛋白质，主要由粮食供给，粮食是人体营养素的主体和根本。可见，粮食在人们的饮食结构中是排在第一位的。古人强调“为养”的基本原则也就是以“五谷杂食”为主食。

“五果为助”中的五果是指枣、李、杏、栗、桃等水果、坚果。这类水果富含维生素、纤维素、糖类和有机酸等物质，能补充谷物所缺的营养，故可以作为饮食中的辅助。

“五畜为益”中的五畜是指牛、犬、羊、猪、鸡等禽畜肉食，能增补五谷主食营养之不足，是平衡饮食食谱的主要辅食。动物性食物多为高蛋白、高脂肪、高热量，而且含有人体必需的氨基酸，是人体正常生理代谢及增强机体免疫力的重要营养物质。

“五菜为充”中的五菜是指葵、韭、薤、藿、葱等蔬菜。各种蔬菜均含有多种微量元素、维生素、纤维素等营养物质，有增食欲、充饥腹、助消化、补营养、防便秘、降血脂、降血糖等多种作用，是人体五谷食物之外的又一补充。

几千年来我们中华民族正是遵照这一民族食谱去安排饮食，达到民族的繁衍和昌盛。人们按照这种以素为主、以荤为次的主次去安排饮食，也确实能够达到健康、养生、长寿。可是，现在有很多人却在不知不觉当中违背了我们老祖宗的饮食谱，他们盲目仿效西方饮食，以奶类和肉类为主，很少吃粮食、素菜和水果，这不仅有违我们民族的传统饮食习惯，也与我们的民族人种和身体结构特点相违背。

维生素对癌症治疗有帮助吗？

维生素是维持人体生命活动必需的一类有机物质，也是保持人体健康的重要活性物质。维生素在体内的含量很少，但在人体生长、代谢、发育过程中却发挥着重要的作用。

据美国媒体报道，美国最新一项研究表明，服用维生素对老年妇女而言并不能预防癌症。这项花费了 8 年时间在数百万老年妇女中进行的研究显示，服用维生素对老年妇女预防各类癌症和心脏病等疾病并没有显著的效果。8 年后，几乎所有服用维生素的妇女都患了不同程度的癌症、心脏病和其他类型的心血管疾病。之前有研究结果表明,男子服用维生素也无助于预防癌症。医生的建议仍然是:每天至少食用5种水果和蔬菜,坚持从食物中获取维生素。

知识链接

维生素是药品保健品厂商热吹的一张王牌。不同维生素组合的保健品被某些海外公司和国内商家吹得天花乱坠,视人体所有疾病都由缺乏维生素引起。维生素的一些组合被称为"黄金组合",不管什么病、怎么差的身体,服用维生素就是服用仙丹,全都能好转。然而,最令这些厂家难堪的是,英、美等国的研究证实,服用人工制造的维生素,不仅不能治病,而且某些维生素还会把侵入人体的"敌人"团团保护起来,不让人体白细胞去消灭它。美国一项多年研究还证实,长期服用维生素不仅不能防癌,反而容易患癌症。国内也有某些人,听信海外公司的宣传大量服用B族维生素,致使周身皮肤变黄,疑为黄疸的病例。过去不少保健品宣传维生素E能抗衰老,结果有人服用多年,不但衰老没有抗成,还导致一些男性性功能低下和人体其他一些机能的失调。

那么,是不是维生素就绝不能用呢?也不是的。我们主张的原则是,维生素在人体缺乏时才服用,并以食品中的天然维生素补充为最好。

哪几种微量元素有利于肿瘤的防治?

有证据表明,部分微量元素有重要的抗癌作用:

硒 硒是一种抗氧化剂,能清除体内产生的各种自由基。硒可保护细胞膜不受自由基的破坏,抑制致癌物的活性,并可破坏致癌物质。硒还能抑制癌细胞中DNA的合成,阻止癌细胞的分裂和生长。总之,硒能够刺激机体的免疫反应，起到了免疫增强作用，这对于癌的防治很重要。富含硒的食物有海鱼、大蒜、蘑菇、芦笋等。但是补硒不可过量，以防硒中毒。

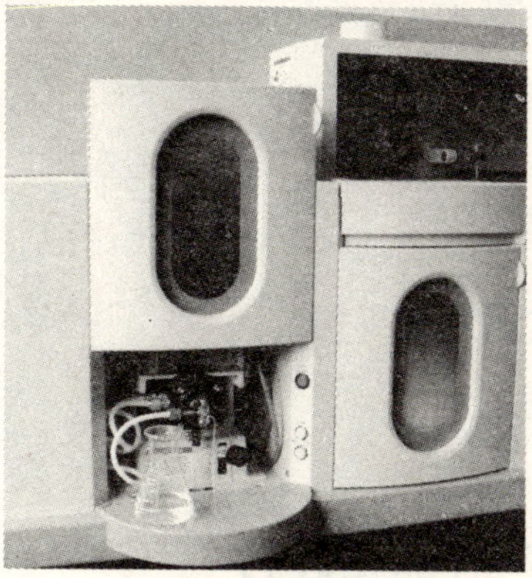

微量元素检测

◎ 铁　铁可以提高机体免疫功能，参与氧化还原功能，消除活性氧及自由基。缺铁性贫血可使病人的抵抗力下降，抗癌能力下降。铁可以抑制胃内一些细菌生长，防止这些细菌将亚硝酸盐转化为亚硝胺而引起胃癌、食道癌。三价铁可以破坏细胞中的DNA，故补铁不可过多。

◎ 镁　流行病学证明，土壤及食物中含镁量高的地区，癌的发病率偏低。富含镁的食物有麦片、辣椒、香蕉、蛋黄、豆类等。

癌症的康复活动主要包括什么内容？

癌症病人的康复活动，需要从精神和身体两个方面进行，才能使病人尽快恢复健康。

精神方面，首要的是让病人消除紧张、失望等消极情绪，树立起战胜疾病的信心。关于如何使病人保持良好的情绪的问题，请读者参看“癌症病人的心理护理”部分的具体内容和方法。

在身体的康复方面，病人一经确诊为癌症，就要有正确的治疗方法。病人还需要合适的膳食营养和适度的体育锻炼，良好的家庭日常生活护理，病人之间的交流和互相激励，丰富而有节制的社会文化、娱乐活动等。其中，进行必要的运动和锻炼是十分重要的，有些运动项目对癌症病人很有意义。比如慢跑,有人分析,慢跑后人体获得的氧气供应可以比平时多8倍,而且慢跑使人出汗,汗水可以把人体内的铅、锶、铍等致癌物质排出体外,并能提高人体制造白细胞的能力。

总之,癌症病人在确诊后,只有调整好自己的心理状态,勇敢而积极地投入到康复活动中来,积极治疗,积极锻炼,才能掌握自己的命运,战胜病魔。

什么是体疗?

体疗,全称体育疗法,是一种医疗性体育运动,它的对象是有疾患的人,是按疾病的性质,规定体育动作或传统的健身运动,促使疾病早期治愈,恢复机体的正常功能。在癌症的治疗过程中,体疗作为一种辅助治疗方法,是必不可少的。

体育疗法与体育锻炼是两个不同的概念。体育锻炼是通过参加各种体育运动,以达到提高机体素质,促进机体健康的目的。而体育疗法是作为疾病治疗的辅助手段,促使疾病治愈,恢复机体功能的一种运动。

做体能运动,可以根据自己的身体状况选择适当的方式、适度的运动量,起到强身保健之功效。对于癌症病人来说更是不可要求参与过猛过激的运动,避免疼痛及意外伤害现象发生。要根据癌症病人病后的治疗情况、体能的恢复程度,选择病人感兴趣的、适度的运动项目,确定运动时间的长短和次数。对于卧床不起但手脚能活动者,躺在床上自我按摩,伸屈四肢,捶打躯干,进行定时活动也是非常必要的。

癌症病人经过临床综合治疗以后,需要增加营养,参加适当的体育活动,尽快增强体质,提高免疫力,对疾病的康复大有益处。通过体育锻炼,不仅能改善心肺功能和消化功能,还能改善神经系统功能,提高机体对外界刺激的适应能力，解除病人大脑皮层的紧张和焦虑，有助于休息和睡眠。在参加体育锻炼的过程中，要善于自我观察，以免意外发生。

故事链接

翻开报纸、杂志，打开电视，打开电脑上网，有关体育新闻、体育明星、体育赛事、体育活动的报道已充斥媒体，同样有关运动可以强国、运动可以增光、运动可以健身、运动可以驱病、运动可以健美、运动可以减肥、运动可以抗衰老、运动可以长寿，甚至运动可以壮阳的说法也层出不穷。总之，运动无所不在，运动已充满我们生活的空间。癌症患者作为面临生命危机，求生欲望较强的一个群体，在运动多种功能的感召下，自然也纷纷行动起来。一些病人手术、化疗、放疗刚结束，就拖着衰弱的身体轰轰烈烈地运动起来。实际上，不加选择地运动对癌症康复并没有益处。有一对小夫妻，感情一直很好，后来丈夫得了肝癌，妻子为了救她丈夫的命，就把自己的肝脏切下一部分，移植给丈夫。肝脏移植后，妻子本以为可以留住丈夫的生命，想不到丈夫不到半年就死了。据她说，丈夫接受肝移植后，为了活下去，每天一直坚持跑步。其实她不知道肝病患者一般是不能运动的，而应卧床休息，肝炎、肝硬化、肝移植等都应如此。此外还有很多癌症，在接受化疗、放疗后也是不适合运动的。因为手术、化疗、放疗等大多耗伤人体气血，使病人身体虚弱，而运动恰恰也容易耗伤人体元气，消耗人体营养，降低免疫力，极不利于病情的好转。那么是不是癌症病人就不能运动呢？当然不是。应根据人体的体力情况、饮食情况、休息情况适当安排运动的形式和运动量。绝不能盲目随大流，乱运动，以防对身体造成损害，病情加重，甚至死亡。

为什么说"久卧伤气"?

运动失度会生病,过分安逸而不动也会生病,中医称为逸病。"久卧伤气"就是逸病的一种,久卧为什么会伤气呢?因为人动则气血动,人卧而不动则气血亦因之而停滞。此外,人的脾胃功能也是"动则谷气得消",静则消化减弱,久卧严重影响营养的消化吸收,故而元气失养而气伤。因此,我们主张病人在体力和病情许可的情况下,应尽量下床活动。开展各种医疗体育运动,进行传统的保健操、太极拳等活动。

经常适当运动的好处是很多的,它能激发机体内的免疫机制,刺激人体自然免疫力;运动还可以化解不良情绪,解除紧张状态。运动能锻炼心肌,增强心肌舒缩功能,增加肺活量,降低血压,增强体质,还能减少脂肪,控制体重。

病人术后早下床活动有何好处?

尽管病人手术后体力消耗较大,伤口疼痛,但只要病情允许,就应该尽早下床活动。这对病人有以下几点好处:

- 可以防止体内脏器粘连。由于手术的刺激,体内的脏器容易在术后相互粘连,影响正常的功能,如肠道的蠕动减慢等,给病人增加不必要的痛苦。早期下床活动,可以使体内脏器的运动尽快恢复,防止粘连。
- 有利于机体各部分功能的恢复。早期下床活动,可以锻炼病人的四肢运动功能,改善肺部的呼吸功能,促进手术器官的功能恢复,并有助于各种引流管道尽早拔除。
- 可以使病人的食欲增加。病人长期卧床常食欲不佳,进食较少。

早期下床活动后，运动量增加，胃肠道的蠕动加快，功能恢复，可以有效地增加病人的食欲，改善营养状况。

◎ 可以增加病人战胜疾病的信心。手术后长期卧床，会使病人的心情抑郁，对治疗失去信心。但如果鼓励病人及早下床，会使病人认为身体已经开始恢复，对康复和治疗充满信心，并愿意主动配合医护人员的工作。

故事链接

在中国，有不少名女士患癌，而寿命长短却不一样。原国民党总统李宗仁的夫人郭德洁女士之死，即与乳腺癌直接有关，她的寿命仅60岁。而蒋介石的夫人宋美龄，1976年就被诊断出患有乳腺癌，并先后两次做了乳房切除手术。然而，她面对疾病却能泰然处之，直至2003年她在美国去世，享年106岁。而"文革"中遭受非人迫害的刘少奇夫人王光美，到2006年去世，享年85岁。她1989年患乳腺癌手术后肿瘤转移，需再度手术，健康受到很大影响。然而，王光美并没有向病魔屈服，而是选择了适合自己的锻炼，坚持动静结合，读书、看报、做笔记是每天必行之事。她说："'病须书卷作良医'这句名言是宋代爱国诗人陆游讲的，也是他的实践总结。陆游一生仕途不平，终身坎坷，然而他与书作伴，享年85岁。我是一个癌症患者，可我偏偏不相信患了癌症就等于死亡。确立了战胜癌魔的信心、决心、恒心，有了这'三心'，癌魔就没有信心夺取我的生命。"

癌症病人康复期为什么要进行体育锻炼？可进行哪些体育锻炼？

生命的活力在于运动。古语有言："流水不腐，户枢不蠹。"癌症病人经过一系列的治疗后，身体开始趋向好转，但是长期的放化疗必然会给身体带来损害，再加上癌细胞的侵袭，此时患者的身体其实还是很虚弱的。因此有些患者就害怕运动耗伤气血，于是休养期间长期卧床，不愿意进行体育锻炼，却不知道久而久之会导致肌肉萎缩，关节强直，器官组织功能退化，癌症反而易于复发或恶化，进而危及生命。因此，癌症病人康复期应重视体育锻炼。

康复期的锻炼要适度，并应根据原来的体质及锻炼习惯因人而异，灵活掌握。一般来说，锻炼强度不宜过大，过强的运动病人较难耐受且对身体不利；运动量过小，又达不到锻炼的效果。康复期病人一般可根据心跳、呼吸自我感觉加以调节。较佳的运动负荷应掌握在每分钟心跳 90 ~ 100 次，呼吸加深加快但无严重的气喘现象，自我感觉良好，稍感疲劳但无明显不适感。若每分钟心跳超过 100 次，并出现明显气促及不适感，则应降低运动强度或逐渐停止运动。

病人可根据自己的兴趣及爱好来选择锻炼项目，形式可多样化。如选择跑步、体操、球类、游泳等纯体力锻炼，也可进行舞蹈、棋类、垂钓、气功等既有体力锻炼作用又可调节身心健康的活动。要根据自己身体的耐受情况来选择一项或多项运动，这样每天坚持一定的运动时间，持之以恒，就能收到良好的效果。

运动真的有助于癌症康复吗？

国外某一著名的运动医学专家曾对 450 名 40 岁以上坚持运动的人和 450 名不运动的人跟踪调查 8 年后发现，长期坚持运动者比不运动者得癌率少 90%，而且坚持运动的患病者死亡率也比不运动的小得多。这充分说明了运动对于癌症康复起着至关重要的作用。

运动之所以能够防癌，究其原因主要有以下几点：

- 运动时肌肉产热高，剧烈运动时甚至上升至40℃以上，癌细胞对热的承受力远不如正常细胞，容易被杀伤。

- 运动使人体吸入比平常多几倍至几十倍的氧气。吸氧量的增加，气体的频繁交换，可使体内的一些致癌物质排出体外。

- 运动会刺激体内某些激素的分泌，加快骨髓生成白细胞的速度，使白细胞数量增多，存活时间延长，增加吞噬癌细胞的能力。这样，一旦体内出现少量的癌细胞，很快就会被众多的白细胞围攻歼灭。

- 运动使人体大量出汗，汗水可以把体内的一些致癌物质及时排出体外，大大减少患癌症的可能性。

- 运动使人体血液循环加快加大，在血液循环加速的情况下，体内出现的癌细胞就像急流中的小沙粒一样，无法在某个内脏器官站稳脚跟、生长发育和转移扩散。

从理论上讲运动对防癌有一定的好处，但根据中国的养生理论，运动必须适度，且要依据年龄、性别、身体状况、工种、季节、气候、地域、人种等条件加以兼顾调整，千万不可不分具体情况盲目运动。

癌症手术后如何进行康复锻炼？

癌症患者手术后适当的全身活动是必要的，但要以身体状况允许为前提，要因人因时因地而异，一般情况是如果患者术后无禁忌证，患者应在1~7天后离床活动，即早期离床活动，可由家属搀扶在病房里走动，促进身体各部功能的恢复。如果手术创伤较重，术后体力较差，不能下床，可自己或在医护人员和家属的帮助下在床上做肢体运动和翻身动作。当身体逐渐恢复良好时，可循序渐进地加大运动量，变换锻炼内容，如从散步、气功到太极拳再到做操乃至慢跑。

知识链接

人是需要运动的，生了病以后，也可以根据情况适当运动，运动不够、不当、不足或运动过度，对人体都有害。运动过度的一大重要危害就是导致人体免疫功能下降。免疫功能是人体的一种正常生理功能，就像一个国家的国防和国家安全保卫机制，它可以识别来自体外及自身的一切有害物质，并设法将其消除掉，以保护机体不受伤害。过分体育运动恰恰使人这方面的功能受到伤害，甚至解除"武装"。例如，人体内有一种自然杀伤细胞 NK 细胞，这种细胞是抵抗病毒性疾病的第一道防线，在抵抗癌症中也起重要作用。当机体长时间运动至力竭时，NK 细胞数及其活性均明显下降。有研究发现，马拉松运动员在跑步 3 小时后的 1.5 小时内，体内整个 NK 细胞活性下降了 30.7%。T 淋巴细胞是人体内防止癌变和其他许多疾病的防护系统。国外研究证实，不当运动后，T 淋巴细胞的增殖减少，功能降低。再分泌型 IgA 是覆盖在鼻、咽、气管、眼、肠道和膀胱黏膜表面重要的免疫球蛋白，它是黏膜的重要屏障，对某些病毒、细菌和一般抗原具有抗体活性，是抵抗上呼吸道病原微生物的重要物质。1982 年，有外国专家发现越野滑雪运动员在剧烈训练期，其安静时分泌型 IgA 浓度低于久坐不动的人群。1999 年，有报告指出，游泳运动员在比赛期，安静时的分泌型 IgA 浓度明显比常人低。运动反而使体内分泌型 IgA 浓度变低，这就是为什么训练期运动员上呼吸道发病率高的原因之一。

肿瘤病人怎样选择一些合适的锻炼项目？

适合癌症病人的体育锻炼项目主要有：呼吸训练（腹式呼吸），有氧锻炼(散步),自我保健按摩,传统医疗保健操(如太极拳、八段锦、易筋经、五禽戏、锻炼十八法等),自然力锻炼(如冷水浴、日光浴、空气浴等)。肿瘤病人选择一个适合于自己身体条件的锻炼项目,是首先应该考虑的问题。

◎ 根据自己原有基础和爱好选择。肿瘤病人如平时体质较好,做了根治术后,又不甚衰弱,可以选择有兴趣、运动量大的锻炼项目,如锻炼十八法、慢跑、游泳等;如果体质较差,肿瘤治疗不彻底,病后恢复较慢,应选择散步、太极拳之类的保健法,由易到难地循序渐进,也会收到良好效果。如果肿瘤病人在住院期间缺乏锻炼场地,可以选择一些占地少的锻炼方法,如散步、按摩等;一旦病情好转,出院休养则可根据自己的基础、体质、爱好、环境选择运动。

◎ 根据肿瘤不同部位选择。肿瘤部位不同,锻炼方法和内容也不同。例如乳腺癌根治术后,往往出现同侧上肢肿胀、功能障碍,应选择一些以上肢锻炼为主的方法;肺癌手术(或放射治疗)之后,常引起肺活量减低,可选择一些呼吸锻炼法,提高肺活量,改善全身状况,达到恢复健康的目的。

知识链接

养生谚语一束

不登高山,不见平地。不经锻炼,不会坚强。

走路使您童颜常在,运动使您青春永驻。

水停百日要生毒,人闲百日要生病。脑子不用不聪明,身子不练不康宁。

饭后(半小时)百步走,活到九十九。饭后百步走,强似开药铺。

你坐轿车我行走,看谁生命更长久。每天步行十几里,百病皆无健身体。

头要常凉，脚要常热，身要常动，心要常静。

行如风，站如松，坐如钟，卧如弓。

睡觉像个“狗”，活到九十九。活一天，赚一天；活一天，乐一天。

生命在于运动，生命在于休息。保持乐观情绪，遵循生活规律。白天按时运动，身体就会康宁；晚上按时休息，精神就会安逸。

有助于抗癌的传统运动都有哪些？

中医讲“正气存内，邪不可干”、“邪之所凑，其气必虚”，意思是说凡是人体所生疾病，都是由于自身正气（现代医学称之为自身抵抗力）不足引起的。而要想治愈疾病，最关键的也就是扶助正气，日常主要的方法也就是饮食和运动。下面介绍的几种传统运动对于增强人体正气有非常好的效果。

太极拳

太极拳是我国传统的体育保健疗法之一。太极拳的动作轻松柔和，呼吸自然，连贯协调，气沉丹田，要求横肌运动和腹肌运动相结合，这样可以改善血液循环，加强对消化道的机械刺激作用，有益于循环系统、呼吸系统、消化系统疾病的康复。太极拳对癌症的防治有积极作用，尤其是癌症手术或放疗、化疗过程中以及康复期，量力而行地选择锻炼太极拳，有较好的辅助治疗作用。

八段锦

八段锦是由八种导引动作复合而成，每式的动作设计都针对一定的脏腑保健或病症治疗的需要，有调整脏腑功能、疏通经络气血的作用。它静中有动，动中有静，功法简单易学，安全可靠，老少皆宜，非常适于癌症患者及年老体弱者锻炼之用。

五禽戏

五禽戏是一套动功保健疗法，主要通过模仿动物的动作和神态等，以达强身防病的目的。它能增强肌力，使人动作灵敏、协调、平衡，改善关节功能及身体素质，不仅有利于高血压病、冠心病、高脂血症等的防治，而且对癌症患者的康复均有较好的医疗保健作用。

知识链接

五禽戏有保健、强身、治病的作用。目前流行的五禽戏主要有外功型，此类以体操形式演练。练习时讲究形神结合，全身放松，意守丹田，呼吸均匀等。

五禽戏，分别是“虎戏”、“鹿戏”、“熊戏”、“猿戏”和“鸟戏”，每种动作都是模仿了相应的动物动作。传统的五禽戏，又称“华佗五禽之戏”，五戏共有动作54个。由中国体委新编的简化五禽戏，每戏分两个动作，分别为：虎举、虎扑；鹿抵、鹿奔；熊运、熊晃；猿提、猿摘；鸟伸、鸟飞。每种动作都是左右对称地各做一次，并配合气息调理。

五禽戏锻炼要做到：全身放松，意守丹田，呼吸均匀，形神合一。练“熊戏”时要在沉稳之中寓有轻灵，将其剽悍之性表现出来；练“虎戏”时要表现出威武勇猛的神态，柔中有刚，刚中有柔；练“猿戏”时要仿效猿的敏捷灵活之性；练“鹿戏”时要体现其静谧恬然之态；练“鸟戏”时要表现其展翅凌云之势，方可融形神为一体。常练五禽戏，可活动腰肢关节，壮腰健肾，疏肝健脾，补益心肺，从而达到祛病延年的目的。

练气功能防止肿瘤转移播散吗？

气功作为中医学中重要的组成部分，是祖国医药的瑰宝。气功在医疗保健、防治疾病、强身健体等方面应用广泛，颇受大众的欢迎。气功是一种整体疗法，它能激发人体的潜能，保护和调动机体内在的抗病能力，有扶正固本的作用。它通过意念可调整气机，引导内气循经络通达全身，起到疏经活络、通畅气血、化瘀散结等作用。气功能调节机体内各系统各器官的功能，使消化、呼吸、心血管、神经、内分泌及免疫造血系统等功能得以改善和提高。实践还表明某些气功对人的记忆力和智力也有一定的改善。气功的特点还在于它把意念的自我调控与身体的体力锻炼相结合，有静有动，优于一般的体育运动。肿瘤病人习练气功不但使机体得到锻炼，而且还能诱导精神和神经放松，消除杂念，排解紧张、焦虑、抑郁等不良情绪。肿瘤的诱发因素和转移机制异常复杂，这涉及肿瘤细胞本身的生物学特性和器官组织的微环境对肿瘤细胞生长所具备的条件，以及器官组织所产生的调节作用。因此，练气功有一定的辅助抗癌作用，但没有证据表明它可以防癌或防止肿瘤转移播散。应该肯定气功对防治肿瘤是非常有益的，但也不能迷信，那些把所有希望都寄托在气功上，而放弃其他可能有效的治疗的做法是不可取的。

肿瘤病人练太极拳需要注意些什么?

首先要树立信心，应把练太极拳作为一种康复手段，以充足的信心，长期坚持。功夫不负有心人，只要持之以恒，必有好处。

练太极拳，以旭日东升，凉露未收之时，在室外山间、田野、河畔、园林、庭院等空气清新的场所最为适宜。下雨天也可在室内进行，以免中断锻炼。

练太极拳讲究阴阳相参、动静结合、上虚下实。要求体态舒松，动作柔韧如行云流水。练太极拳强调的“松”，就是讲身心放松；“静”，就是安静，思想集中，不为外界刺激所动。练拳之时，达到物我两忘之境界，“百虑俱消”，“飘然欲仙”，全身动作协调地“意动身随，欲罢不能”。疾病的祛除，身体的康复，也就会在这无形之中实现了。

练习前，应先做几分钟准备活动，使肌肉、筋骨、关节活动，血脉流畅。

掌握好运动量，以精神好转、食欲增加、睡眠安宁为适合的标准。肿瘤病人不管其原来体质如何，在经过各种治疗后的康复开始时期，体质多较虚弱，若进行运动量大的锻炼，对于康复无益反而有害。肿瘤病人练完一套太极拳，可伴有轻微疲劳感觉，但 3 ~5 分钟后脉搏应该恢复正常，疲劳感亦可消失。如脉搏增快太多，身体非常疲劳，较长时间难以恢复，则说明运动量过大，应减轻运动量。清晨练拳后，应休息半小时后再用餐。每日 1 ~2 次，以自觉发热微汗出为度，不宜活动过久。

知识链接

太极拳在我国流传了几百年而经久不衰，在当今的各种保健锻炼方法之中，仍占有举足轻重的地位。太极拳的优点在于适合于不同年龄、体质和性别的人练习。体弱者通过练太极拳可以增强体质，患慢性疾病的人练习太极拳可以祛除疾病，肿瘤病人可以提高抗病能力，帮助康复。

太极拳，是精、气、神与拳术相结合的术势，源于古代导引术。太极拳的特点是动作圆柔，动中有静，静中有动，刚柔相济，内外结合，阴阳相贯，如环无端，具有循经顺气，舒筋活血，强身壮体，调整阴阳之功效。

祖国医学认为，包括肿瘤在内的各种疾病的发生，都是由于各种不同的致病因素，破坏了人体阴阳的相对平衡，所以说“邪之所凑，其气必虚”。肿瘤就是由于正气不足，邪气留而不去，日久成积所致，所以有“壮人无积”之说。练太极拳对于肿瘤病人是十分有利的，它通过调心、调身、调息的活动，以增强体质，调节、增强脏腑的功能。用通俗的话讲，就是增强了人体的正气，有利于体内阴阳平衡，以达到康复的目的。因此，肿瘤病人练习太极拳，对于疾病康复，防止复发及转移，是有实际意义的。

癌症康复期如何进行散步锻炼？

散步也有学问，古人云："散步者，散而不拘之谓，且行且立，且立且行，须持一种闲暇自如之态。"这里有一些散步要领需要注意：

- 衣着要宽松，鞋袜要合适，若年老体虚，可拄杖而行，以保安全。
- 散步要从容不迫，怡然自得，摒弃一切杂念。
- 步履要轻松，有如闲庭信步，使百脉疏通，内外协调，以达周身气血平和。
- 循序渐进，量力而行。时间可长可短，做到形劳而不倦，勿令气乏喘嘘。
- 散步时间：一是清晨散步，置身于花草树木之间，则可爽精神而调气血。二是食后散步，古人认为："饭后食物停胃，必缓行数百步，散其气以输于脾，则容胃而易腐化。"三是睡前散步，可以使精神放松，促进睡眠。其他时间，亦可散步，贵在坚持，久必获益。

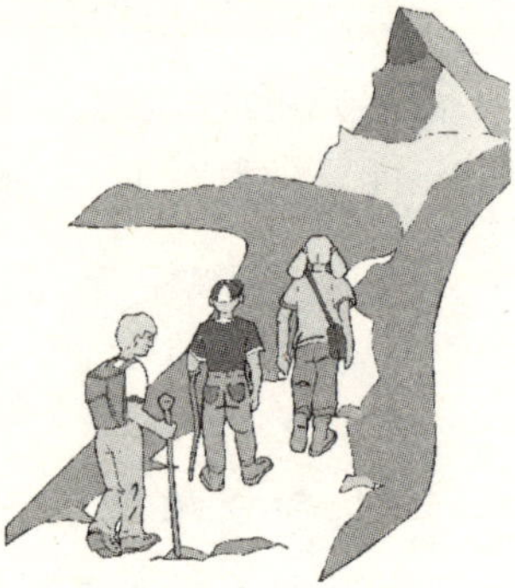

散　步

知识链接

散步健身方式有其独特的地方。此项锻炼不需健身器械、器材，不要特殊的场地，不受时令、气候、时间的限制。正如前人所谓"散步者，散而不拘之谓，且行且立，且立且行，须持一种闲暇自如之态"，弱强皆宜，是肿瘤病人保健锻炼的合适运动。肿瘤病人体质较弱者或年纪较大者，可以散步作为主要锻炼项目。

散步，几千年以来一直受到历代医家的极力推崇，多主张饭后、睡前散步。如《素问·四时调神大论》讲“夜卧早起，广步于庭”。唐代医学家孙思邈提倡“食毕当行步踌躇……令人能饮食，无百病”。散步能强身，在于散步能使身体气机畅达，血液流动，筋骨舒展，关节活动；还可助脾运化，宁心安神，祛病防老，延年益寿。散步对心脏和肺均有好处，可以使肺活量增加，肺泡毛细血管对氧的吸收率增高，心脏功能增强。长时期坚持散步，可使心率减慢，从而使心肌得到较好的休整。以每分钟50米的缓慢速度行走，身体新陈代谢增加75%～85%。所以散步是增强肿瘤病人体质的良方之一。

散步除能增强体质外，还是安神定志的妙方。有些肿瘤病人因为精神负担较重或其他原因，情绪常欠稳定，失眠多梦、食欲不振是较多见的症状。对于这些症状，散步是较理想的“治疗剂”，睡前作散步运动，再用温水洗脚，多可安睡。

散步优点很多，在清晨或傍晚，湖边河畔、公园里、柳荫下，作清闲散步，观赏着大自然美好的风光，呼吸着新鲜空气，以养五脏六腑，会令人心旷神怡，抛疾病、烦恼于九霄之外，百虑俱消，真有欲仙之感。

抗癌食谱里为什么常有薏苡仁？

薏苡仁是禾本科一年生草本植物薏苡成熟的种仁，是一种较好的滋补食物和良药。《本草纲目》载：“薏苡煮食，止消渴，杀蛔虫，治肺痿肺气不足，止咳嗽吐痰；煎服，破毒肿，祛干湿脚气，健脾益胃，补肺清热，祛风湿，利小便。”薏苡仁的蛋白质含量高达18.7%（大米为8%～11%，小麦为13%），脂肪含量为11.7%（大米为0.4%），维生素B_1每100克达330

微克。它还含有人体必须从食物中摄取的8种氨基酸。在其氨基酸含量中，缬氨酸占45%，亮氨酸占21%。由于其营养价值在禾本科植物中占第一位，故有“世界禾本植物之王”的美称。

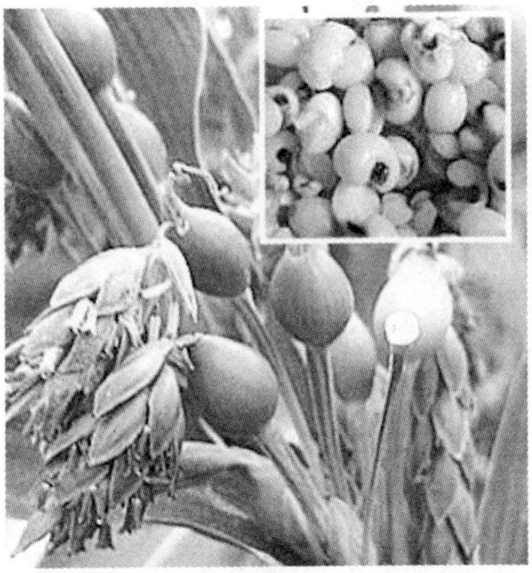
薏苡和薏苡仁

薏苡仁还含有薏苡仁脂、薏苡仁油、薏苡仁素、谷甾醇、生物碱等药用成分。薏苡仁脂不仅具有滋补作用，而且对肉瘤S－180、宫颈癌－14、艾氏肉瘤、消化道肿瘤等有抑制作用，并能增强肾上腺皮质功能，提升白细胞和血小板数量。抗癌中药制剂康莱特就是从薏苡仁中提取有效成分制成，对肺癌等有良好的治疗作用。

知识链接

由于薏苡仁性寒而不伤胃，益脾而不滋腻，对多种癌症有辅助治疗作用，很适合作为抗癌的食疗食品。以下推荐两个薏苡仁抗癌食疗方。

- 薏苡仁30克与野菱(去壳取仁)60克共煮，每日早、晚各食1次。连服1个月为1个疗程。
- 取薏苡仁50~60克，与等量大米或糯米同煮粥作早、晚餐，1个月为1个疗程，连续食用1~2个疗程。

经常食用薏苡仁粥，不仅对肿瘤有较好的辅助治疗作用，而且对化疗和放疗的癌症患者所出现的体质虚弱、白细胞减少、食欲不振、腹胀、腹水、面浮肢肿等症状，亦有较好效果。它还能减轻放疗、化疗的毒副作用，增进患者食欲，改善体质，延长生存期，提高患者生活质量。因此，薏苡仁实实在在是一种理想的抗癌保健食品，癌症患者常吃有利于身体康复。

癌症患者应当如何使用冰箱？

随着家用电器的普及，冰箱已经作为一种生活必需品进入了千家万户。但经过调查发现，人们对冰箱的使用存在着很大的误区。大家都认为，食物只要放在低温环境中就不会坏掉，因此不论什么食物通通放到冰箱里，而且很多都是长期存放，把冰箱当成了“保险箱”。其实，并不是每种食物都适合放在冰箱里，有些食品在冰箱里反而缩短保质期，给人们的健康带来隐患。

研究表明，以下几种食物不适合在冰箱里存放：

- 巧克力。巧克力适合放在十几到二十几摄氏度的室温下。如果放在冰箱里，时间长了，容易发生脂肪结晶的晶型变化，虽然不会变质，但口感会变得很粗糙，表面长霜，不再细腻均匀。放在冷冻箱中则更糟。

- 馒头、花卷、面包等淀粉类食品。这些食品放在常温中即可，如果放在冰箱里，反而会加快这些食物变干变硬的速度。

- 一些热带水果。比如芒果、香蕉等，适宜在12℃左右的温度保存，通常放在室温阴凉处即可。如果放入冰箱，反而会让它们受到冷害而提前变质。

- 腌制品。有人为了延长贮存的时间，可能会将腌制品放入冰箱，其实这样做适得其反。因为腌制品在制作过程中均加入了一定量的食盐，氯化钠的含量较高，盐的高渗透作用使绝大部分细菌死亡，从而使腌制食品有更长的保存时间，无需用冰箱保存。若将其存入冰箱，尤其是含脂肪高的肉类腌制品，由于冰箱内温度较低，而腌制品中残留的水分极易冻结成冰，这样就促进了脂肪的氧化，而这种氧化具有自催化性质，氧化的速度加快，脂肪会很快酸败，致使腌制品质量明显下降，反而缩短了贮存期。贮存腌制品只需将其挂在避光通风的地方，达到防止脂肪氧化酸败的目的即可。

除此之外，随着冰箱的普及，居民吃隔夜菜和回锅菜的几率也相应增加，这种不健康的饮食习惯成了胃癌发生的一个原因。因为在冰箱的封闭空间里，很多细菌繁殖的速度甚至更快，放在冰箱里的隔夜菜不仅没有得到保鲜反而被污染，而且很多菜经过回锅也易产生易致癌物质。所以，饭菜最好是现做现吃，不要保留到第二天。

癌症患者应当如何使用饮水机?

随着饮水机的普遍应用，有人担心饮水机不断重复加热，会产生致癌物。他们认为煮沸过太多次的水中会出现亚硝酸盐，可能会让组织缺氧，嘴唇、指甲变成紫色。事实上，除非是有过严重污染的水，否则没那么严重。污染过的水倒是真的有可能煮出致癌物质，而且这种物质不会随着温度的增高而消失。干净的水煮出致癌物的可能性相当低。

因此，饮水机应该定期清洗才安全。根据国家环境检测部门出具的报告，传统饮水机内胆超过 3 个月不清洗，就会滋生大量细菌、残渣甚至红虫，附着在热胆内壁上，成为有毒的“添加剂”。这些物质进入人体后，会引起消化、神经、泌尿和造血系统病变。

如何为癌症患者烹饪?

古语云：民以食为天。现在随着人们生活水平的提高，人们对吃的要求已经不仅仅是解决饥饿的问题了，更多的人想知道到底如何吃才有营养，才更能保持身体健康。下面介绍几种烹饪方法，供大家参考：

◉ 蔬菜要先洗后切，切好即炒，炒好即吃。由于维生素 C 易溶于水，化学性能不稳定，所以在烹调蔬菜时，最好不要切碎后再洗，或者洗后长时间放置，更不宜长时间浸泡。

◉ 不要加入食碱。我国北方很多地区在煮粥或煮豆类食物时喜欢放些食碱，这样处理后的食物比较酥软香甜可口，但却会使食物中的维生素 C 大量被破坏，降低蔬菜的营养，因此最好不要用碱。

◉ 适当用点醋。烹调蔬菜时如能放一点醋，可以使菜的味道鲜美，而且因为维生素 C 在酸性环境中不易被分解，故加醋还能加强保护维生素 C 的作用。

◉ 鱼、肉不可烧焦。科学检测证明，鱼和肉及其制品含有较多的强致癌物质。在烹调鱼、肉等食物时，千万注意不要烧焦，已经焦的部分不要吃。

◉ 多吃具有根茎的蔬菜。萝卜、豆芽、南瓜、莴苣和豌豆含有一种酶，能分解亚硝酸胺或阻止致癌物质发生作用；白萝卜、胡萝卜等根茎类蔬菜含有丰富木质素，有一定的抗癌功能。因此，多吃些根茎类蔬菜对身体是有好处的。

癌症患者家中可以摆放哪些植物？

如今我们知道有些植物可以致癌，当然也应该了解一下哪些植物可以抗癌。经过研究发现，以下几种常见花卉都具有很高的药用价值，能起到抗癌治癌的作用：

大红花

大红花为锦葵科多年生木本花卉。主要生长在华南地区的山地林中肥沃处，具有解毒消肿、抗癌之功效。用花捣烂外敷可治毒瘤，也可栽培观赏。

凤仙花

凤仙花为凤仙花科一年生草本花卉，株高约1米。全株均可入药，具有活血散瘀、软坚抗癌的功效。可用于治疗食管癌、胃癌等。常生于村旁、路边阴湿处。也可栽培观赏。

天门冬

天门冬为百合科多年生蔓生草本花卉。花淡黄白色；浆果球形，熟时红色。以块根入药，具有润燥生津、滋阴清肺、抗癌之功效。用于治疗乳腺癌、白血病、肺癌恶性淋巴瘤。常生于山野、沟谷草丛阴湿处。分布于长江以南地区。也可栽培观赏。

鸡蛋花

鸡蛋花为夹竹桃科木本药卉。以树皮入药，用树皮捣烂外敷毒瘤，也可栽培观赏。

苏铁

苏铁为苏铁科常绿树。叶片入药，具有收敛止血、解毒抗癌的功效。用于治疗宫颈癌等。福建、广东有野生分布。各地均可栽培观赏。

癌症患者如何使用化妆品？

化妆品是每个女人的生活必需品，它对人体有保护和美化的功能。然而，化妆品都是化学合成品，它在帮助女人变美的同时，也会挥发出对身体健康不利的一些有害物质，因此，我们在选择和使用化妆品的时候一定要格外小心谨慎。以下几点可以为癌症康复后的爱美女士提供一些建议：

注意预防过敏

在选用某种新的、自己不熟悉的或从未使用过的化妆品之前，要先做皮肤试验，如在手背处小面积试用，以便检测自己是否过敏，没有发红发痒等反应时才可选用。在日常使用过程中一旦发现化妆品对自己皮肤有不良反应，应立即停用。

选择优质化妆品

首先要注意检查化妆品有无商标、生产日期、生产企业名称及卫生许可证编号。要注意化妆品包装是否完好，内容物有无异味，有无性状改变，如膏霜类产品有无油水分层、气泡等。选择药物化妆品时，还应注意产品有无卫生部门的特殊用途化妆品批准文号，为防止化妆品中有毒物质如水银及致癌物质的危害，应选用经卫生部批准的优质产品。

经常检查保质期

化妆品中含有脂肪、蛋白质等物质，时间长了容易变质或被细菌感染。因此，化妆品应选用新鲜的，一般在3至6个月内用完，并贮存在阴凉干燥处。另外，许多营养型、药用型植物都有其生物活跃期，故使用化妆品也应根据有效期，应在最佳效用期内使用。

不要轻信含药物化妆品广告

特别是不能轻信“疗效100%”、“三天见效”等广告宣传。我国规定化妆品中禁止使用雌激素、氯、砷及砷的化合物等347类物质，限制使用57类物质和66类防腐剂。但恰恰是这些禁用、限用物质，能产生奇妙的美容护肤效果。

注意化妆品使用的细节

不同品牌、不同系列、不同类型的化妆品，不要混合使用，以免产生不良反应或产生不良气味。避免将化妆品吃进体内，最好在进食前擦去口红，以免随着食物进入体内。睡眠时应将皮肤上涂的化妆品洗去，不要涂着化妆品入睡。孕妇和哺乳的女性、儿童应该避免使用化妆品。

癌症患者可以通宵加班吗?

关于经常上夜班是否会致癌这一问题,目前尚无明确定论。但国际癌症研究机构将把通宵夜班列为“可能致癌因素”。这里用了“可能”二字,是因为国际癌症研究机构曾进行过一项研究,结果显示通宵上班的女性和男性中,乳腺癌和前列腺癌的发病率高于日常上班人群。虽然这一结论并不能证明通宵上班“引发”癌症,但是人体内能抑制肿瘤产生的褪黑激素一般在夜间分泌,而通宵上班打乱了人体生物钟,所以科学家怀疑,通宵上班存在着很大的健康风险。

除此之外,美国的癌症研究机构还发现比通宵夜班更糟糕的是交替上白班和夜班。因为这些人的生物钟紊乱,会影响细胞分裂、脱氧核糖核酸(DNA)修复等人体必要机能。这将会使人体免疫系统更容易受到侵害,抗击潜在癌细胞的能力下降。

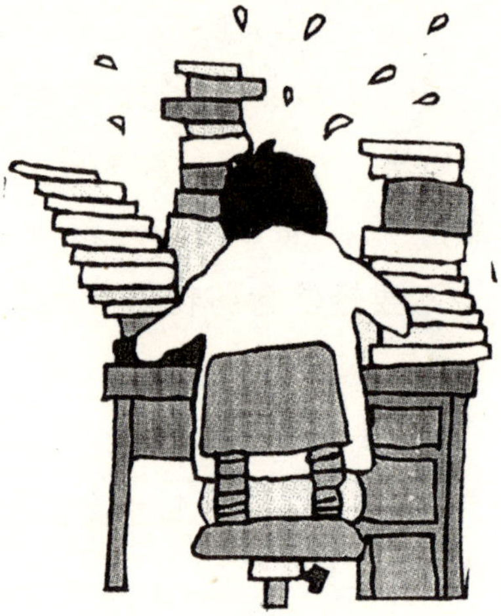

熬夜工作

因此,从个人健康来说,要尽可能地在夜间休息,白天工作。同时也希望那些企业老板们能够在追求利益最大化的同时,能更多地考虑员工的身心健康。

知识链接

最近,医学科研人员研究证实,入睡时开灯将抑制人体中一种叫褪黑激素的物质分泌，使人体免疫功能降低。褪黑素是一种抗氧化剂，在夜晚9点到早晨8点之间表现活跃，它的作用是能够保护DNA免受氧化作用的破坏，抑制癌变细胞，阻止和修复癌变发生。由此，夜晚开灯，破坏了人体正常的生物钟模式，而且接受着人造光线的干扰，让白血病、乳腺癌、前列腺癌等癌症的发生几率增加。调查表明，经常值夜班的如空姐、医生、护士等夜班一族，癌症的发病率比正常人要高出两倍，而在通宵上班的女性和男性中，乳腺癌和前列腺癌的发病率高于日常上班人群。最近又有研究发现，儿童白血病发病率增多与夜晚暴露在灯光下有关系。

吃哪些水果有助于癌症康复？

世界卫生组织对癌症的研究表明，有十几种水果可以有效地降低患癌症几率。这些水果包括草莓、橙子、橘子、苹果、哈密瓜、奇异果、西瓜、柠檬、葡萄、葡萄柚、菠萝、猕猴桃等。它们中的一些特殊成分在预防结肠癌、乳腺癌、前列腺癌、胃癌等方面，具有其他食品难以替代的益处。

草莓

在抗癌水果中，草莓的作用位居首位。新鲜草莓中含有一种鞣酸物质，可在体内产生抗毒作用，阻止癌细胞的形成。此外，草莓中还有一种胺类物质，对预防白血病、再生障碍性贫血等血液病也能起到很好的效果。

柑橘类水果

橙子、橘子、柠檬、葡萄柚等柑橘类水果中，含有丰富的生物类黄酮，能增强人体皮肤、肺、胃肠道和肝脏中某些酶的活力，帮助将脂溶性的致癌物质转化为水溶性的，使其不易被吸收而排出体外。同时，它们可增强人体对重要抗癌物质——维生素C的吸收能力，对防治消化道癌有一定作用。

猕猴桃

猕猴桃含丰富的维生素，尤其是维生素C的含量是橘子的4~12倍，是苹果的30倍、葡萄的60倍。通过近年的研究证实，猕猴桃中含有一种具有阻断人体内致癌的亚硝胺生成的活性物质，因而具有良好的抗癌作用。

梨

梨能生津、润燥、清热、化痰，古代医家多用之于治疗食道癌、贲门癌和胃癌。由于梨里所含的胡萝卜素、维生素B_2、维生素C等都具有一定的防癌抗癌作用，所以梨适宜于鼻咽癌、喉癌、肺癌患者服食。

杏

杏适宜多种癌症患者食用。据研究，杏是维生素B_{17}含量最丰富的果品，而维生素B_{17}是极为有效的抗癌物质，对癌细胞具有杀灭作用。

葡萄

葡萄皮中含有的花青素和白藜芦醇都是天然抗氧化剂，也有抑癌功效，可抑制癌细胞恶变，破坏白血病细胞的复制能力。

苹果

苹果中有一种非常有用的成分——多酚，能够抑制癌细胞的增殖。研究人员发现，苹果多酚能降低结肠癌的发病率。

如何清除食物中的致癌物?

一些传统的食物虽含有致癌物，但是很多人仍非常喜欢吃，在吃的时候我们可以采取一些措施，尽可能降低致癌物对人体的损伤：

- 咸肉、香肠等肉制品含少量亚硝基化合物，用水煮后去掉汤汁食用，千万不要油煎烹调。因为在高温下可促进亚硝基化合物的合成，使其中的亚硝基吡咯烷和二甲基亚硫胺等致癌物含量增高。因此，日常生活避免食用油煎的香肠和咸肉是十分关键的。同时在食用时搭配一些生的新鲜蔬菜水果为佳。

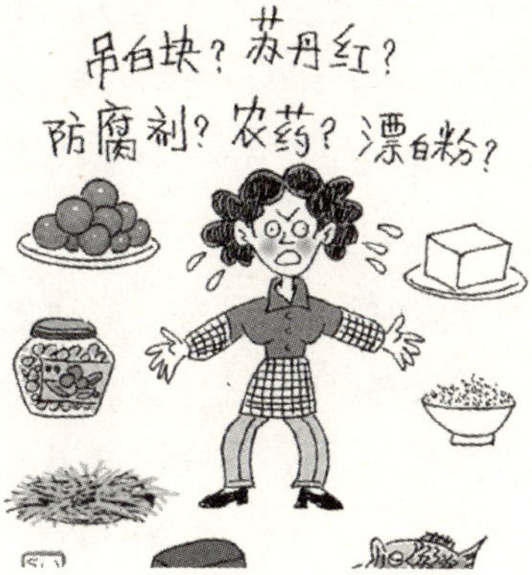

不知吃什么好

◉ 咸鱼中含亚硝基化合物较多，因此食用前最好用水煮一下，或者蒸一下也可，汤汁要去掉不要食用。日光照射方法可除去鱼体表面的亚硝基化合物，但对鱼体深部的致癌物破坏不大。在食用时最好配合一些新鲜蔬菜水果为宜。

◉ 盐腌菜在加工前期没有处理过，那么盐腌菜可含有一定量的亚硝基化合物，一般人们用水煮、日照、热水洗涤等方法可达消除致癌的目的。其中较佳的方法还是用水煮，但对腌菜的味道有所影响。如腌制前适量加入维生素 C，也可明显降低亚硝基化合物的含量。更值得注意的是，腌菜用的陈汤切不可反复使用。

◉ 虾皮、虾米都含有二甲基亚硝胺等挥发性亚硝基化合物。因此，食用前最好用水煮后再烹调，或在日光下直接暴晒 3 ~ 6 小时，也可达到消除或降低致癌物的目的。

总之，选择这些特殊风味食物的同时，搭配些高维生素含量的生鲜蔬菜水果是很必要的；另外，从荤素搭配角度也需要勿忘生鲜蔬菜水果。

五行蔬菜汤真的能够防癌吗？

所谓五行蔬菜汤，指的是日本一名教授所发明的用白萝卜叶、红萝卜、牛蒡、白萝卜、香菇加水熬制而成的汤水。据介绍，这五种材料是他从研究发现的1 500多种防癌抗癌药物中筛选出来的，且这五种材料各自为青、红、黄、白、黑五种颜色，代表木、火、土、金、水五行，能够分别滋养五脏五腑，因此声称五行蔬菜汤能治疗癌症等多种疾病。

但专家指出，虽然从单种食物来说，五行蔬菜汤所选用的材料的确都具有非常高的营养价值，对身体很有益处，虽然它含有丰富的维生素、矿物质，长期食用对增强免疫力、增进食欲有一定的功效，但其中的成分对治疗疾病来说是有局限性的，基本没有药用价值，只能算是普通养生汤水，说它能治癌更是无稽之谈。而且并非人人都适合喝五行蔬菜汤，例如脾虚的人，饮用此汤后很可能会出现大便溏泄等症状。目前经研究发现能够防癌的食物有很多，人们没必要迷信这五种蔬菜，平时可以尝试煮食其他蔬菜，如洋葱、番茄同样有防癌作用。